BRAIN CHANGE

Autorin:
Univ.-Doz. Dr. Annemarie Schratter-Sehn
Brain Change

Cover: Bastian Welzer
Satz: Anna-Mariya Rakhmankina
Textgestaltung und Lektorat: Sophia Volpini

Gesetzt in der Premiera
Gedruckt in Europa

2   3   4   5   6   —   25   24   23   22

ISBN: 978-3-99001-590-2

Univ.-Doz. Dr.
Annemarie Schratter-Sehn

BRAIN CHANGE

ENTDECKE DEINE HEILUNGSENERGIE

edition a

INHALT

PROLOG

*Es gibt etwas Wichtiges, das wir
seit einigen Jahrzehnten vergessen, verlernen
und vermissen, ohne dass es uns bewusst ist.*

Wir haben die beste Medizin aller Zeiten und das sage ich als Ärztin mit dem Spezialgebiet Strahlenonkologie aus tiefster Überzeugung. Die Fortschritte, die wir allein während meiner rund vierzigjährigen ärztlichen Tätigkeit gemacht haben, sind phänomenal. Ich hätte als junge Assistenzärztin an der Wiener Universitätsklinik der 1970er- und 1980er-Jahre niemals von dem zu träumen gewagt, was wir heute können.

Wir können Hüftprothesen einsetzen und Herzen transplantieren, entwickeln gerade einen Impfstoff gegen Krebs und die moderne Vorsorgemedizin verlängert das Leben von Millionen von Menschen. Diese Entwicklung ist noch längst nicht abgeschlossen. Im Gegenteil. Die Medizin verändert sich immer schneller und schafft immer fantastischere Durchbrüche, bei denen das Silicon Valley eine wesentliche Rolle spielt. Mithilfe von Algorithmen, künstlicher Intelligenz und Unmengen an Daten entwickeln Start-ups sowie Konzerne wie Google, Microsoft oder Apple verblüffende neue Diagnosemöglichkeiten und bahnbrechende Therapien. Die Schnittstelle zwischen Mensch und Computer ist längst Realität und alleine hier tut sich ein Feld mit ungeahnten Möglichkeiten auf. Selbst das Altern, das viele als Geißel empfinden, scheint kein Schicksal mehr zu sein.

Organe kommen bald aus dem 3D-Drucker und wenn sonst nichts mehr klappt, lebt unser Geist im Cyberspace weiter.

Hätten Menschen vor nur 200 Jahren gewusst, was wir heute können, sie hätten uns als Götter gefürchtet. Tatsächlich bedarf unser Menschsein angesichts dieser Perspektiven einer neuen Definition. Grund zur Angst gibt es dennoch keinen. Auch wenn Ärzte mit revolutionären neuen Erkenntnissen und Ideen oft zunächst auf Widerstände stießen, hat die Menschheit von medizinischen Innovationen immer profitiert und sie wird das auch in Zukunft tun. Die Entschlüsselung des Menschen, seines Körpers und seines Geistes ist gut, sie ist wichtig und sie macht das Leben besser.

Zwei Dinge, die Hand in Hand miteinander gehen, gilt es dabei allerdings zu beachten: Zum einen ist mit der modernen Medizin eine Industrie entstanden, die Gesundheit zu einem Produkt macht und Heilung entmenschlicht. Zum anderen macht uns die moderne Medizin faul. Sie verführt uns dazu, uns zurückzulehnen und uns von anderen heilen zu lassen.

Es ist nur menschlich, dass wir angesichts der Vielfalt an medizinischen Kompetenzen und Angeboten zu Konsumenten werden, die jede Verantwortung für ihre Gesundheit anderen übertragen und von ihnen Heilung erwarten, wenn es darauf ankommt. Die Verführungen zu solch einer bequemen Einstellung werden sich in Zukunft noch mehren. Bald werden digitale Konzerne unseren Blutdruck, unsere Bewegungsabläufe, unsere Ernährung und viele andere Parameter unaufhörlich beobachten, mit unserem in ihren Datenbanken abgespeicherten Genom abgleichen und uns Diagnosen samt Behandlungsvorschlägen inklusive Kaufbutton für die erforderlichen Medikamente schicken, noch bevor die betreffende Krankheit überhaupt ausgebrochen ist.

Wir vergessen dabei etwas, wofür das alte Prinzip »Use it or lose it« gilt und um das es trotz aller fantastischen neuen Möglichkeiten der Medizin schade wäre, würden wir es verlieren: Die Evolution hat uns eine Fähigkeit mitgegeben, um die sich die meisten Aspekte der vorwissenschaftlichen Medizin gedreht haben und über die wir von unseren Anlagen her noch immer verfügen. Sie hat uns mit Heilungskräften ausgestattet, die wir für uns selbst und für andere einsetzen können. Wir vergessen und verlieren diese Heilungskräfte gerade und es ist hoch an der Zeit, sie neu zu entdecken und zu trainieren.

Wer auch immer die moderne Medizin mit dem oft verunglimpfend gemeinten Begriff »Schulmedizin« ablehnt und sich zurück in die vorwissenschaftlichen Zeiten sehnt, in denen Heiler oft nicht viel mehr tun konnten, als die Heilungskräfte ihrer Patienten zu wecken und zu stärken, macht einen Fehler. Es ist absurd, die Angebote der modernen Medizin auszuschlagen. Es kann tödlich sein. Wer diese natürlichen Selbstheilungs- und Heilungskräfte ignoriert, macht aber ebenfalls einen Fehler. Weshalb es mich besorgt, wie unser Wissen darüber und unsere Fähigkeit, damit zu unserem eigenen Nutzen und zu dem anderer umzugehen, schwinden. Denn es ist eine ebenfalls fantastische, von der

Natur geschenkte Chance, diese Kräfte einzusetzen. Wir können damit das Wirken der Medizin unterstützen, das Ziel der Heilung besser erreichen und Vorsorge betreiben, bevor wir überhaupt erkranken.

Heilung ist für mich in den Jahrzehnten meiner ärztlichen Tätigkeit in Krankenhäusern trotz aller wissenschaftlichen Überprüfbarkeit meines Tuns nie selbstverständlich geworden. Sie ist, zudem in meinem Bereich der Strahlenonkologie, immer auch ein kleines Wunder. Ich denke jedenfalls, dass Selbstheilungskräfte und Heilungskräfte oft ein Teil dieses Wunders sind und dass es unser Menschsein bereichert, sie zu nützen und zu kultivieren.

Aber wie schaffen wir das? Welche Rolle haben diese Kräfte in der Geschichte gespielt und wie lassen sie sich erklären? Wie trainieren wir sie? Wie setzen wir sie für uns und andere ein?

WENN NICHTS MEHR GEHT, GEHT DOCH NOCH WAS

Die Geschichte einer für viele Menschen verblüffenden Heilung

Ich war überrascht, als mich eine meiner damaligen Oberärztinnen um Hilfe bat. Sie war eine orthodoxe Strahlentherapeutin, was auch bedeutet, dass sie nie viel von meinen begleitenden Behandlungsmethoden gehalten hatte. Als sie mich nun trotzdem rief, begab ich mich sofort zu der betreffenden Patientin. Während ich durch die Gänge des Kaiser-Franz-Josef-Spitals eilte, fragte ich mich, was der Frau wohl fehlte, denn für eine Lappalie hätte meine Kollegin sich wohl kaum an mich gewendet. In der Ambulanz fand ich eine Patientin mit einem Mammakarzinom vor. Brustkrebs. Eine junge, einfache Frau, die bereits eine intensive Chemotherapie hinter sich hatte und dann zu uns zur Strahlentherapie überwiesen worden war. Nach einem guten Start klagte die Patientin jetzt über massive Nebenwirkungen.

Während meiner Zeit in der Abteilung für Strahlentherapie, die ich inzwischen leitete, hatte ich bereits einige Fälle von massiven Nebenwirkungen erlebt. Bei dieser Patientin waren sie allerdings besonders ausgeprägt. Ihre Brust war geschwollen, gerötet und schmerzte sie. Kein schöner Anblick und auch kein alltägliches Bild, denn diese Art von Reaktion ist selten. Wir tippten auf das sogenannte *Recall-Phänomen*, das in Einzelfällen bei Strahlentherapien, die auf Chemotherapien folgen, auftreten kann. Der Körper reagiert dabei ähnlich wie bei einem allergischen Schub.

Ich begrüßte die Patientin und erfuhr Details. Die behandelnden Ärzte hatten die junge Frau nach Auftreten der Nebenwirkungen zunächst auf die Dermatologie geschickt. Dort bekam sie Kortisonpräparate. Die Schwellung und die Rötung gingen zurück und nach einer Woche kam sie wieder zur Strahlentherapie. Doch rasch zeigte sich das gleiche Bild inklusive heftiger Schmerzen. Das war der Moment, an dem ich ins Spiel gekommen war. Nun saßen wir alle um die Patientin herum.

Die orthodoxe Strahlentherapeutin, die normalerweise kein Geheimnis daraus machte, wie wenig sie von den Methoden hielt, die ich als hoch spezialisierte Strahlentherapeutin manchmal ergänzend anwendete, schenkte mir hoffnungsvolle Blicke. Sie dachte wohl, wenn gar nichts mehr geht, kann es die Chefin ja mit ihrem Hokuspokus versuchen.

Mein gesamtes zuständiges Pflegepersonal, alles diplomierte Pflegerinnen mit langjähriger Erfahrung, starrten beeindruckt auf die rote Brust der Frau. Negativ beeindruckt. Denn niemand von ihnen wusste, was noch helfen könnte. Sie wussten nur, dass wir die Strahlentherapie so nicht fortsetzen konnten. Wenn wir keine Lösung für das Problem fanden, würden wir die Therapie abbrechen müssen. Der Tumor der Patientin erforderte aber unbedingt eine Bestrahlung. Es ging um ihr Leben. Vermutlich ließ sich meine orthodoxe Strahlentherapeutin auch deshalb auf meine Hilfe ein. Verzweiflung macht erfinderisch und tolerant bei der Wahl der Mittel.

Mein Team sah zu, wie ich mit den Händen am Körper der Frau entlangstrich, ohne ihn dabei zu berühren, immer wieder langsam von oben nach unten. Schon während ich das tat, ging die Schwellung zurück. Die Brust der Frau war unversehens nicht mehr knallrot, sondern nahm allmählich wieder ihre natürliche Farbe an. Meinen Kollegen, inklusive der Strahlentherapeutin, fehlten die Worte. Sie machten Fotos, um den Vorher-nachher-Effekt zu dokumentieren. Danach gingen wir alle wieder wie gewohnt unserer Arbeit nach.

Die Patientin kam am nächsten Tag wieder zur Bestrahlung und danach zu mir. So ging das die notwendigen 25 Bestrahlungen lang. Nach jeder täglichen Bestrahlung befreite ich sie jedes Mal auf die beschriebene Art von den Nebenwirkungen. Weiterhin dokumentierte mein Team den Fall mit wissenschaftlicher Akribie, zum einen, weil es selten zu so starken Nebenwirkungen kam, zum anderen, weil das Mittel dagegen so ungewöhnlich und dabei so effizient war.

»Ach, das tut mir aber gut«, sagte die Patientin immer wieder, während der Ablauf allmählich zur Routine für sie wurde. Sie verließ das Spital jeden Nachmittag ohne Schmerzen und Rötung. Irgendwann sagte sie zu mir, sie würde meine Hände am liebsten mit nach Hause nehmen, was zum Glück aber nicht nötig war. Nach ihrer letzten Bestrahlung behandelte ich sie noch einmal, danach musste sie nie mehr wiederkommen.

WAS ICH IHNEN SAGEN KANN

Magnetismus – das ist ein sperriges Wort,
auf das viele Menschen zunächst skeptisch
reagieren. Doch dahinter verbirgt sich etwas,
mit dem Sie Ihr Leben verändern können.

Ich habe einiges von meinem Vater, einem Tierarzt, gelernt. Vor allem, dass Heilung, und sei es die eines Hundes, einer Katze oder eines Meerschweinchens, Empathie erfordert, also eine bestimmte Form der Aufmerksamkeit, des Wahrnehmens, des Respekts und der Hingabe. Mein Vater, der ein intuitiver, feinfühliger Mensch war, verdankte seine Beliebtheit als Veterinärmediziner wohl zum großen Teil diesen Fähigkeiten. Er ließ sich als Mensch so richtig auf seine vierbeinigen oder gefiederten Patienten ein. Mir half sein Vorbild, meine eigene Rolle als Humanmedizinerin zu erkennen, zu definieren und auszufüllen. Empathie aufbringen zu können, ist eine Grundlage des Heilens, auch wenn sie in unserem zunehmend technisierten, bürokratisierten und industrialisierten Gesundheitssystem leider erodiert.

Meine Mutter war im Gegensatz zu ihm eine ausgeprägte Rationalistin und Analytikerin, die mich immer wieder antrieb, die Welt zu hinterfragen, logisch zu denken und nicht jede Erklärung hinzunehmen. Als Kind war ich oft mit meinem Vater draußen in der Natur oder am Tennisplatz. Wir hatten beide viel Unsinn im Kopf und dachten nie lange nach, ehe wir uns in irgendeines der kleinen Abenteuer stürzten, die uns die Tage anboten. Wir genossen das Leben, wir spürten es und ließen uns davon bannen. Wenn wir abends müde von Jux und Tollerei nach Hause kamen, diskutierte ich mit meiner Mutter nächtelang über Gott und die Welt.

Diese Gegensätzlichkeit meiner Eltern machte mich zu dem, was ich heute bin, als Mensch, aber auch als Ärztin. Mein Vater gab mir Neugierde, Empathie und Intuition mit sowie den Mut, in bestimmten Situationen auf meine Intuition zu vertrauen und mich davon gleichsam führen zu lassen. Meine Mutter weckte meinen Forschergeist in mir, meinen unbedingten Glauben an die Wissenschaft, meinen Drang, es nicht bei intuitiven Wahrnehmungen zu belassen, sondern sie rational zu hinterfragen und auf dieser Basis präzise, nachvollziehbare private und berufliche Entscheidungen zu treffen.

Meine Laufbahn als Fachärztin für Radioonkologie und Primaria (was in Deutschland einer Chefärztin entspricht) der betreffenden Abteilung des Kaiser-Franz-Josef-Spitals (das auch als Klinik Favoriten bekannt ist) stand so von Anfang an unter zwei guten Sternen. Mit den Gaben meines Vaters konnte ich die Bedürfnisse meiner Patientinnen und Patienten erkennen, mit denen meiner Mutter konnte ich diese Erkenntnisse wissenschaftlich reflektieren und dabei mein Fachgebiet weiterentwickeln.

Mit meinem Team hinterfragte ich zum Beispiel die früher übliche großflächige Bestrahlung von Körperteilen. In der Folge führten wir kleinvolumige Bestrahlungen ein, die gesundheitliche Kollateralschäden zu vermeiden halfen. Wir waren stolz darauf, als amerikanische Strahlenonkologen nach Wien kamen, um sich anzusehen, was wir mit hochmodernen Geräten machten. Inzwischen ist diese viel schonendere und patientenfreundlichere Art der Bestrahlung längst internationaler Standard.

Ein kurzer Überblick

Ich werde Ihnen in diesem Buch erzählen, wie mich die reine Wissenschaftlichkeit, mit der ich als junge Ärztin an mein Fach heranging, eines Tages vor eine enorme Herausforderung stellte. Dies, als ich in meinen Vierzigern nach und nach feststellte, dass ich mit meinen bloßen Händen, kombiniert mit einem bestimmten inneren Zustand, zu Heilungsverläufen beitragen und damit auch Menschen helfen kann, denen sonst anscheinend nichts mehr hilft. Meinem ärztlichen Selbstverständnis gemäß stand ich damit unversehens mit einem Bein im Feld der Esoterik. Von dem hielt ich wenig, und das aus guten Gründen. Ich fühlte mich der Fortsetzung jener jahrzehntelangen wissenschaftlichen Erfolgsgeschichte verpflichtet, auf der unsere moderne Medizin basiert. Esoteriker, die sich an den Rändern dieser Medizin sammeln, viele von ihnen Gaukler, Scharlatane und Geschäftemacher, setzen allzu oft auf Glauben und Hoffnung statt auf Evidenz. Sie wissen nicht, wie leichtfertig sie echten Schaden bei einem so wichtigen Gut wie der Gesundheit anrichten können.

Ich werde Ihnen in diesem Buch deshalb auch erzählen, wie mich diese für mich anfangs verwirrende Fähigkeit, mit meinen Händen zu helfen, ganz im Sinne meiner analytischen Mutter zwang, sie ständig wissenschaftlich zu hinterfragen und plausible Erklärungen dafür zu finden. Es war für mich in Ordnung, an Wunder zu glauben. Ich tat es damals und tue es heute mit meiner jahrzehntelangen ärztlichen Erfahrung umso mehr. Aber erstens glaubte ich nicht, dass eine Behandlungsmethode systematisch Wunder produzieren kann. Und zweitens war ich mir sicher, dass wir allzu oft Dinge einfach deshalb für Wunder halten, weil uns die logischen Erklärungen dafür fehlen.

Stellen wir uns zum Beispiel vor, ein Jäger und Sammler aus der Vorgeschichte würde in unserer Welt landen. Supermärkte voller Lebensmittel, elektrisches Licht, Autos und Flugzeuge, Handys, ja sogar die Möglichkeit, ins Weltall zu reisen. All das würde ihm wie ein Wunder erscheinen und trotzdem basiert es auf Rationalität, auf Wissenschaftlichkeit und lässt sich einwandfrei und lückenlos erklären.

Ich werde Ihnen erzählen, was ich über diese Heilkraft, die ohne technische Geräte und ohne Medikamente auskommt, die seit Tausenden Jahren historisch dokumentiert ist und die im Europa des 18. Jahrhunderts die Bezeichnung »Magnetismus« erhielt, herausgefunden habe.

Ich hätte dieses Buch als Ärztin, Psychotherapeutin und Universitätsdozentin nicht geschrieben, hätte ich nicht Dinge zu sagen, die in der Literatur über den Magnetismus bisher fehlten. Ich hätte dieses Buch ebenso wenig geschrieben, wäre es das geblieben: eine Abhandlung über Magnetismus und ein wissenschaftliches Erklärungsmodell dafür. Was mich letztendlich dazu veranlasste, war vielmehr die fundamentalste der Erkenntnisse, zu denen ich bei meiner Arbeit gelangt bin. Sie besteht darin, dass Magnetismus nicht per se heilt. Vielmehr ruft er Selbstheilungskräfte wach, die jeder Mensch in sich trägt, mancher in größerem, mancher in kleinerem Ausmaß. Selbstheilungskräfte, die an und für sich nicht auf den Magnetismus angewiesen sind. Er ist nur eine von vielen Möglichkeiten, sie zur Entfaltung zu bringen.

Ich werde Ihnen auf der Basis meiner Erfahrungen sowie von Rationalität und Wissenschaftlichkeit nicht nur zeigen, wie Sie Ihre Selbstheilungskräfte aktivieren und nutzen können. Ich werde Sie außerdem an einer weiteren faszinierenden Erkenntnis teilhaben lassen, zu der ich nach und nach vorgedrungen bin: Irgendwann habe ich festgestellt, dass *Selbstheilungskräfte* eigentlich das falsche Wort ist für das, worum es hier geht. Vielmehr müssten wir von *Heilungskräften* ganz allgemein sprechen, denn was wir bei uns selbst anwenden können, können wir in einem bestimmten Rahmen auch bei anderen anwenden. Mit anderen Worten: Viele Menschen können mithilfe der ihnen innewohnenden Kräfte nicht nur zu ihrer eigenen Heilung beitragen, sondern auch zu der anderer.

Mir ist klar, dass mein Anspruch an dieses Buch damit hoch ist, aber ich glaube, ihm nach meiner jahrzehntelangen Auseinandersetzung mit diesem Thema gerecht werden zu können. Lassen Sie sich also nun durch jene erstaunliche

Welt führen, die sich mir in den vergangenen Jahrzehnten aufgetan hat. Denken Sie an den Stellen, an denen ich auf der Landkarte der Wissenschaftlichkeit weiterhin weiße Felder frei lassen muss, selbst darüber nach. Gleichen Sie meine Beobachtungen mit Ihren eigenen ab und versuchen wir so gemeinsam, das Thema Gesundheit um eine neue und nützliche Dimension zu erweitern.

ZWEI PATIENTEN, DIE MEIN LEBEN VERÄNDERT HABEN

Mit bloßen Händen heilen? Ich war nicht gerade begeistert, als mich Menschen, die mir merkwürdig erschienen, auf diese Möglichkeit aufmerksam machten. Ich wehrte mich dagegen, bis ich als Ärztin die Möglichkeiten erkannte, die sich daraus ergaben.

Ich war wie gesagt immer eine medizinische Rationalistin gewesen. So etwa musste ich mich während meines Studiums eines Tages zwischen einem Psychiatrie- und einem Neurologierigorosum entscheiden. Das Psychiatrieskriptum entsprach vom Umfang her einem Frauenmagazin. Die Neurologie hingegen bestand aus vier dicken Skripten. Ich versuchte immer, beim Lernen mit dem Notwendigen auszukommen. Trotzdem entschied ich mich für die Neurologie. Psychiatrie, das war mir zu abstrakt. Unter Neurologie, der Wissenschaft und Lehre vom Nervensystem, von seinen Erkrankungen und deren medizinischer Behandlung, konnte ich mir etwas vorstellen. Das war im Vergleich zur mir nebuloseren Psychiatrie etwas Haptisches, etwas Erklärbares, mit dem ich etwas anfangen konnte.

Umso absurder erschien mir eine Begegnung, die ich etwas später, im Jahr 1984, in meiner Zeit als junge Assistenzärztin an der Wiener Universitätsklinik hatte. Manchmal machen wir prägende Erfahrungen, deren Bedeutung wir erst viele Jahre später richtig einordnen können. Das war auch hier der Fall. Damals war ich zunächst belustigt, irritiert und leicht genervt.

Ein außerordentlich wohlhabender und in der Wiener Gesellschaft bekannter Mann konsultierte damals den Chef der Abteilung für Strahlentherapie an der Universitätsklinik, an der ich arbeitete. Er beharrte darauf, seinen Therapeuten oder seine Therapeutin selbst zu wählen, egal wie viel er dafür bezahlen müsste. Wir waren etwa zwanzig Ärztinnen und Ärzte in der Abteilung. Ich dachte nicht viel über das Ansinnen dieses Prominenten nach. Als er aber mit einem Pendel durch unsere Station spazierte, schüttelte ich den Kopf. Meine Kollegen ebenfalls. Wir warfen uns Blicke zu und verdrehten die Augen. Dabei waren wir abgehärtet, was fragwürdige Verhaltensweisen unserer Patienten betraf. In einer Abteilung, in der es oft um Leben und Tod geht, zeigen Menschen auch ihre verborgenen Facetten.

Seine Wahl fiel auf mich. Mein Chef fragte ihn nach seinen Gründen. »Sie hat es«, sagte der Patient nur und wir nahmen das unkommentiert hin. Ich fragte mich zwar, was ihm sein Pendel wohl verraten haben könnte, aber im Grunde spielte es bei der Behandlung keine Rolle für mich. Ich konnte den Patienten genauso gut übernehmen wie alle anderen und wir hatten keine Zeit, uns mit Skurrilitäten aufzuhalten. Hauptsache, wir konnten tun, was nötig war.

Als der damals etwa siebzig Jahre alte Mann mit lokalem Bronchuskarzinom, einer Form des Lungenkrebses, seine erste Bestrahlung bei mir hatte, kam mir sein Auswahlverfahren als Thema für unseren Small Talk gerade recht. »Wie sind Sie denn auf mich gekommen?«, fragte ich.

»Schauen Sie«, sagte er, »Sie haben Kräfte.« Er konnte mir nicht wirklich erklären, was er damit meinte. »Entweder man hat es oder man hat es nicht«, sagte er nur noch.

Ich lächelte und dachte mir, dass er wahrscheinlich nicht ganz bei sich war, als er mir unversehens ein Pendel in die Hand drückte. Ehe ich etwas einwenden konnte, zeigte er mir, wie ich mit dem Ding Patienten auspendeln konnte. Aus Höflichkeit und Respekt hörte ich ihm zu.

»Ein Pendel kann negativ oder positiv ausschlagen. Rechts ist positiv, links negativ«, erklärte er mir.

Wie ich später herausfand, lassen sich mit einem Pendel alle möglichen Dinge analysieren, zum Beispiel auch Orte und ihre Wirkung. Dieser Mann wollte mir aber nur zeigen, wie ich Patienten auspendeln konnte.

Ich war so skeptisch, dass ich mich trotz meiner besonnenen Natur zurückhalten musste. Was für ein Unfug, dachte ich mir. Aber mein Forschergeist, was tat der? Er verleitete mich dazu, mir später, nach meinem Dienstschluss, zwei völlig idente Krankengeschichten vorzunehmen. Erkrankungsart, Parameter und Zustand der Patienten glichen einander fast zu hundert Prozent. Mit ihnen wollte ich den Unfug als solchen bestätigen und danach meiner Arbeit wie bisher nachgehen. Allerdings gab mir das Ergebnis meiner Aktion zu denken. Denn bei einem der beiden Patienten schlug das Pendel positiv aus, beim anderen negativ. Bloß, was sollte ich damit anfangen?

Ich ließ die Sache auf sich beruhen. Bis binnen kürzester Zeit der Patient, den ich negativ ausgependelt hatte, völlig unerwartet verstarb, obwohl seine Erkrankung das zu diesem Zeitpunkt nie gerechtfertigt hätte. Zufall? Es konnte wohl nicht anders sein. Die Sache berührte mich trotzdem unangenehm. So unangenehm, dass ich das Pendel wegpackte. Ich wollte nichts mehr damit zu tun haben. Ich habe es nie wieder angerührt und längst vergessen, wo es ist.

Jener Patient, ein Künstler, beharrte indessen auf seiner Meinung, ich hätte es, also irgendwelche geheimnisvollen und rational wohl nicht erfassbaren Kräfte. Zum ersten Mal in meinem Leben hörte ich von ihm das Wort »Magnetismus«. Er wollte, dass ich zu einem Treffen mit Magnetiseuren komme. Magnetismus? Magnetiseure? Das fehlte mir nach dem Pendel gerade noch. Dort gehe ich sicher nicht hin, dachte ich mir während meines restlichen Arbeitstages in der Klinik. Doch was sagte mein Forschergeist zu diesem neuen Ansinnen? Er überzeugte mich von einem Vorstoß in ebenso neues wie fragwürdiges Terrain. Die Sache erschien mir allerdings so suspekt, dass ich meine Mutter mitnahm.

Seither sind Jahrzehnte vergangen, aber ich habe diesen Ort nie vergessen. Die genaue Adresse weiß ich nicht auswendig, aber ich würde jederzeit hinfinden. Unweit der Wiener Urania in der Nähe eines kleinen Eissalons bogen meine Mutter und ich in eine Seitengasse ein. Zwei Häuser weiter waren wir bereits da. Als wir in den ersten Stock des typischen Wiener Altbaus gingen, fühlte ich mich unwohl. Was machte ich hier eigentlich? Ich atmete tief durch und ehe ich an der Tür läuten konnte, öffnete uns bereits ein älterer, gepflegter Mann.

Viel nahm ich von der Wohnung nicht wahr. Ich sah einen weitläufigen Raum, der sich gleich an das Vorzimmer anschloss. Dort saßen rund um einen langen Tisch fünf weitere betagte Männer, deren Flair gut zu den schweren altdeutschen Möbeln passte. Rückblickend waren sie wohl jünger, als ich es heute bin, aber als junge Assistenzärztin kamen sie mir wie ein paar Greise vor.

Bevor ich mich vorstellen konnte, tastete einer der Männer meinen Bauch ab und meinte, mit einer meiner Nieren sei etwas nicht ganz in Ordnung. Für einen Moment stockte mir der Atem. Woher wusste der Mann, dass ich als Kind einen Nierenstein hatte? Faszinierend, dachte ich mir, sagte aber nichts dazu. Es war ja möglich, dass es sich um einen Glückstreffer handelte.

Ich fühlte mich unwohl, umso mehr nach dieser Überrumpelung. Die Männer versuchten mir nun zu erklären, wieso ich hier war und warum ich unbedingt Magnetismus machen sollte. »Sie haben starke Kräfte«, hörte ich mehrmals während des Zusammentreffens. Doch alles, was die Männer sagten, widersprach meinem Verständnis von Medizin. Um mich aus der für mich misslichen Lage zu befreien, schlug meine Mutter vor, sie könnte »das« doch machen. Daran war aber niemand interessiert. »Sie haben nicht die Kräfte Ihrer Tochter«, hieß es.

Ziemlich eilig verließen wir die Wohnung. Dennoch war ich dankbar für das Ereignis. Denn es festigte einen Entschluss in mir, der mir wichtig war und mir als Ärztin innere Stabilität gab: Niemals würde ich mich mit medizinischem Hokuspokus befassen. Dagegen würde auch mein Forschergeist nichts mehr einwenden dürfen. Ich würde ihn auf die vielen anderen rein wissenschaftlichen Felder der Medizin lenken, auf denen es für mich noch so viel zu entdecken gab.

Übergabe des Wissens

So hielt ich es von da an tatsächlich. Das Treffen mit dem seltsamen Zirkel ging mir gelegentlich durch den Kopf und auch an meiner Erfahrung mit dem Pendel hatte ich noch etwas zu kauen, ansonsten war die Sache für mich erledigt und ich widmete mich meiner Karriere als Strahlentherapeutin. Bis ich 1999 einen Patienten behandeln sollte, der selbst Arzt war.

Dr. Karl Kanzian war eine charismatische Persönlichkeit und seine langjährige Erfahrung war ihm anzusehen. Er war damals 82, kam wegen eines metastasierenden Prostatakarzinoms zu uns und wollte mich kennenlernen. Zu diesem Zeitpunkt hatte ich mir in der Strahlentherapie bereits einen Namen gemacht. Dr. Kanzian wollte wissen, was hinter meinem Ruf steckte. So zumindest interpretierte ich seinen Wunsch. Ich wusste inzwischen längst, dass Patienten oft explizit nach bestimmten Ärzten fragten, nicht nur nach mir, sondern auch nach meinen Kollegen.

Nicht ahnend, wie viel Einfluss dieser betagte Mann auf den Rest meines Lebens haben würde, machte ich mich auf den Weg zum Patientengespräch. Er erzählte mir von seinen

Leiden und ich ihm von unseren Strahlentherapien. Schließlich wurde er ruhig, fast entspannt. Eine nahezu meditative
Stille breitete sich im Sprechzimmer aus. »Sie sollten Magnetismus machen«, sagte er. Da war es wieder, dieses Wort,
15 Jahre nachdem ich es zum ersten Mal gehört hatte. Ver-
wirrt saß ich an meinem Schreibtisch. Was hatte das zu bedeuten? Bevor ich reagieren konnte, fuhr er fort. »Ich möchte Ihnen den Magnetismus übergeben. Ich bin schwer krank.
Seit Jahren suche ich einen geeigneten Nachfolger oder eine
geeignete Nachfolgerin. Erfolglos. Bis jetzt.«

In meinem Kopf tauchten Fragezeichen auf. Heute weiß
ich, dass die Tradition der Magnetiseure es vorsieht, ihre
Fähigkeit »weiterzugeben«. Damals fragte ich mich, was genau das bedeuten sollte. Irgendeine rätselhafte Initiation bei
einem Geheimtreffen? Oder doch eine seriöse Fortbildung?
Außerdem fragte ich mich, warum mich nun schon zum
zweiten Mal in meinem Leben jemand auf den Magnetismus, mit dem ich nach wie vor nichts anzufangen wusste,
ansprach. Konnte das Zufall sein?

Diesmal fühlte ich mich wohler als bei jener Begegnung in
der düsteren Wohnung nahe der Urania und erzählte Dr. Kanzian von meinem Erlebnis damals. Er schien nicht überrascht
darüber zu sein, stellte aber klar, dass diese Behandlungsmethode nichts für junge Menschen sei. »Es braucht eine gewisse Reife dafür«, sagte er. Magnetiseur könne nur sein, wer das
sieben mal siebte Lebensjahr erreicht habe. Ich, die nie gut
im Kopfrechnen war, begriff immerhin, dass ich mit meinem
Geburtsjahr 1955 erst auf dem Weg dahin war. Aus unerfindli-

chen Gründen fühlte sich in diesem Moment aber auf einmal alles richtig für mich an. Er hatte mich nicht überrumpelt wie jene alten Männer damals. In mir war keine Scheu mehr, keine Angst und keine Abneigung. Da war nur eine Stimme, die mir sagte: »Du solltest dir das näher ansehen.«

Die folgenden Wochen waren interessant. Ich wusste nicht, worauf ich mich eingelassen hatte, redete selbst wenig und hörte Dr. Kanzian zu. Alle drei Tage kam er nach der Bestrahlung zu mir und erzählte mir von seiner Arbeit. Was er bei seinen Patienten spürte, was ich spüren können würde und wie er schon vielen helfen konnte.

Eines Nachmittags stellte er mir eine seltsame Frage: »Wissen Sie eigentlich, was ›spüren‹ bedeutet?«

Ich hatte einen ausgeprägten ärztlichen Sinn für das Wohlbefinden von Menschen, davon war ich überzeugt, aber er meinte wohl etwas anderes. Deshalb schüttelte ich den Kopf. Er bat mich daraufhin, ihn dort zu berühren, wo ich ihn gerade bestrahlte. »Was spüren Sie?«, fragte er.

Ich merkte sofort, dass sich an der betreffenden Stelle etwas tat. Ich spürte die Aktivität, allerdings nicht auf dem Körper oder im Körper, sondern über dem Körper. Er nickte, als ich das beschrieb.

Nach einigen Wochen nahm er mich in seine Praxis mit, um mir seine Methoden anhand von Patienten zu zeigen. Ich tastete einen jungen Mann mit Nierenproblemen ab und den Rücken eines Mannes mit starken Kreuzschmerzen. Dabei wurde mir neuerlich bewusst, dass ich an oder besser gesagt über den betreffenden Stellen etwas anderes spürte als über dem restlichen Körper. Ich spürte Wärme und ein Kribbeln in meinen Händen.

Mehrere Monate lang begleitete ich Dr. Kanzian dreimal die Woche in seine Praxis. An jeweils zwei Tagen sah ich ihm bei seinen Behandlungen zu, befasste mich mit seinen Methoden und beobachtete ihn bei seinem Umgang mit Patienten. An jedem Mittwoch behandelte ich andere Patienten selbst. Außerdem bestand er darauf, dass ich zu Übungszwecken auch ihn mit seinen eigenen Methoden behandelte. Er machte mich auf meine Fehler aufmerksam, zeigte mir, wie ich meine Hände einsetzen sollte und wann ich mich langsamer und wann schneller zu bewegen hatte.

Anfangs dachte ich, er würde das nur machen, um mir alles beizubringen. Irgendwann bemerkte ich aber, dass es ihm auch guttat. So gut, dass er nach drei Monaten wieder fit genug war, um den Rückzug aus seiner Praxis verschieben zu können. Die Energie schien trotz seines Alters wieder in ihn zurückgekehrt zu sein und er machte bis zu seinem neunzigsten Lebensjahr weiter. Über all die Jahre hinweg behandelte ich ihn weiterhin einmal die Woche mit Magnetismus.

Ein drängender Brief

Ich bin wie gesagt Ärztin – Medizinerin, Wissenschaftlerin, Rationalistin. Trotzdem hat mich mein Weg zum Magnetismus geführt. Ich hatte nie danach gesucht, ebenso wenig, wie ich nach Patienten dafür suchen musste. »Patienten suchen sich ihren Arzt aus. Sie müssen keine Werbung machen. Es kommen die zu Ihnen, die Sie brauchen«, meinte Dr. Kanzian. Womit er, wie mit so vielen anderen Dingen, recht behielt. Eine für mich überaus wichtige Frage konnte er allerdings nie beantworten: Wie lässt sich die Wirkung des Magnetismus erklären? Ich stellte sie ihm in all den Jahren vergeblich. Weshalb ich meinen Forschergeist damit befasste.

Für mich erwies es sich auch im Hinblick auf meine Tätigkeit im Krankenhaus als richtig, der Frage des wissenschaftlichen Hintergrunds dieser anscheinend so mysteriösen Behandlungsmethode nachzugehen. Denn es sprach sich herum, was ich da tat, und das nicht nur innerhalb des Krankenhauses. Auch die Generaldirektion der Wiener Gemeindespitäler, zu denen auch das Kaiser-Franz-Josef-Spital gehörte, erfuhr davon. Eines Tages schickte sie einen Brief. Zu diesem Zeitpunkt nahmen meine Kollegen meine Hilfe als Magnetiseurin notfalls zwar schon in Anspruch, der generelle Tenor dazu war aber weiterhin eher missgünstig. Die Damen und Herren der Direktion wollten von mir nun eine rationale Erklärung hören. Falls sie mich damit unter Druck setzen wollten, enttäuschte ich sie wohl, denn ich wusste bereits genau, was ich auf diesen Brief antworten konnte.

Doch zuvor noch zwei Beispiele, die zeigen, was Magnetismus in bestimmten Fällen und bei bestimmten Patienten alles erreichen kann, und ein kurzer Blick in die Geschichte, der deutlich macht: Magnetismus ist nichts Neues. Wir hatten ihn nur vergessen und seine Wiederentdeckung ist deshalb so schwierig, weil seine Fundamente der rationalen Medizin auf den ersten Blick diametral zu widersprechen scheinen.

FEHLTRITT IN DER LÖWENGRUBE

Die Geschichte einer Bänderzerrung,
die auf einmal keine mehr war

Oft sind es junge Patienten, vor allem Kinder, die besonders gut auf den Magnetismus ansprechen. So auch ein österreichischer Soldat, 18 Jahre alt, der zu dem Zeitpunkt, um den es hier geht, in Saalfelden im Salzburger Land diente.

Die Abschlussprüfung zum Wachtmeister bestand unter anderem aus einem Hürdenlauf, der in einem bestimmten Zeitfenster zu absolvieren war. Viel Stress für junge Männer, die dabei an ihre körperlichen Grenzen gehen mussten. Die vorletzte Hürde, so wurde es mir geschildert, war eine Art Löwengrube. Die Männer mussten drei Meter tief hinabspringen, wieder herausklettern und eine letzte Hürde überwinden, dann hatten sie das Ziel erreicht.

Jener junge Mann war sicher nicht der Erste, dem diese Löwengrube noch eine Weile in Erinnerung blieb. Denn nach dem Sprung nach unten bemerkte er augenblicklich, dass mit seinem Knöchel etwas nicht mehr stimmte. Er versuchte dennoch, den Hindernislauf so schnell wie möglich zu beenden. Tatsächlich schaffte er die letzte Hürde innerhalb der vorgesehenen Zeit. Gehen konnte er danach allerdings nicht mehr.

Beim österreichischen Bundesheer wird in so einem Fall nicht lange spekuliert. Nach einer Röntgenuntersuchung stand die Diagnose fest: »Starke Bandzerrung mit Aufklappphänomen von 12° gegenüber dem kontralateralen gesunden Knöchelgelenk«. Er hatte sich also eine unangenehme Bänderverletzung am Knöchel zugezogen. Als therapeutische Maßnahme verordnete ihm der zuständige Arzt eine sechswöchige Unterbeinschiene samt ebenso langem Innendienst. Nicht gerade das, was ein 18-jähriger Soldat nach bestandener Abschlussprüfung gerne hört.

Da ich gut mit ihm bekannt war, hatte ich noch am selben Abend Gelegenheit, ihn mit Magnetismus zu behandeln. Ich ging auch in diesem Fall, also bei einer durch physikalische Belastungen eingetretenen Verletzung, wie immer vor. Mit meinen Händen berührte ich etwas, das die meisten Menschen »Aura« nennen. Ich strich diese Aura vor allem entlang seines Beins mit dem verletzten Fuß immer wieder ab.

Am nächsten Morgen meinte der junge Mann, keine Schmerzen mehr zu spüren. Insgesamt behandelte ich ihn an den beiden folgenden Tagen viermal je dreißig Minuten lang mit ziehenden und streichenden Bewegungen, die ich von Dr. Kanzian gelernt und damals schon jahrelang angewendet hatte. Mein Patient spürte dabei ein Kribbeln im Fuß und die Schwellung ging in kürzester Zeit zurück.

Das »Herausziehen« des Problems aus dem Körper ist die normale Magnetismus-Technik. In diesem Fall war es aber verwunderlich, dass sich dem Anschein nach der blaue Farbstoff des Blutergusses entlang der Zehen, also entlang der Stellen, an denen ich mit meinen Händen in der Luft Linien zog, ausbreitete, statt sich in der verwundeten Stelle zu konzentrieren. Im Mittelalter hätten sie mich dafür wohl verbrannt.

Nach der vierten Einheit, nur zwei Tage nach dem unglücklichen Sprung, konnte ich einen vollständigen Rückgang der Schwellung und der Schmerzen sowie eine Verteilung des Blutfarbstoffs in Richtung der Zehen entsprechend meiner sogenannten *Passbehandlung*, also der Längsstriche, feststellen. Am Sonntagabend, am dritten Tag nach dem Unfall, schlüpfte der junge Mann in seine Feldschuhe, um zurück nach Saalfelden zu fahren. Ich riet ihm, zumindest anfangs die verordnete Schiene zu tragen, doch er weigerte sich. »Wozu? Ich habe keine Schmerzen mehr«, sagte er. Zurück in Saalfelden ersuchte er seinen Kommandanten mit Verweis auf den erfreulichen Heilungsverlauf, die Innendienstverordnung rückgängig zu machen. Der zuständige Arzt betrachtete noch einmal seine eigene Diagnose, schüttelte ungläubig den Kopf und zuckte dann mit den Schultern.

Vier Tage nach dem Unfall absolvierte mein Patient bereits wieder kilometerlange Märsche, führte jegliche körperlichen Aktivitäten ohne Beschwerden durch und klagte nie wieder über Schmerzen im Knöchelbereich. Zwei Jahre später war er noch immer komplett beschwerdefrei. Ein inzwischen angefertigter neuer Befund zeigte keine messbaren Schäden des Knöchels oder der Bänder.

VOLL AKTIV BIS VIER UHR MORGENS

Die Möglichkeiten des Magnetismus gehen über die Heilung hinaus. Damit lassen sich auch leere menschliche Energiespeicher wieder befüllen.

Im Zuge meiner unzähligen Magnetismus-Behandlungen beobachtete ich viele »Wunderheilungen«, wie die meines Patienten aus der Löwengrube. Jemand kommt mit einem Problem zu mir, ich behandle ihn oder sie und unversehens scheint sich dieses Problem in Luft aufzulösen oder zumindest drastisch zu verbessern. Die Patienten sind in diesen Fällen überrascht und überwältigt. Doch es geht nicht immer nur um Heilung, manchmal geht es auch einfach darum, die Energiespeicher wieder aufzuladen.

So begegnete ich jüngst einem Patienten, den ich auch privat kenne und den ich immer wieder aus verschiedenen Gründen behandle. Er traf gerade Vorbereitungen für einen Urlaub, den er in drei Tagen antreten wollte. »Heute bitte keine Behandlung«, sagte er. »Ich bin einfach zu müde dafür und habe noch viel abzuarbeiten. Ich weiß gar nicht, wie ich das alles schaffen soll.«

»Kein Problem«, antwortete ich. »Ich gebe dir Energie, dann wirst du heute bis vier Uhr morgens gut gelaunt am Schreibtisch sitzen und alles schnell und gründlich erledigen.«

Zum Glück war er auch zu müde, um Widerstand zu leisten.

Als ich ihn nach seinem Urlaub wieder traf, fiel ihm die Sache wieder ein. »Weißt du, ich saß damals wirklich die halbe Nacht am Schreibtisch. Als ich mit allem fertig, zufrieden und noch immer nicht richtig müde war, sah ich auf die Uhr. Es war nach drei Uhr morgens. Ich hatte einfach darauf vergessen, dass ich müde war.«

Auch mein fünfjähriger Enkelsohn versteht offenbar, dass die »Energie«, die ich ihm manchmal gebe, etwas Gutes mit ihm tut. Dabei kommt er ganz nach meiner Mutter, ist ein wahrer Rationalist, drängt mich gerne beiseite, wenn ich ihm ein Küsschen geben möchte, und lässt überhaupt Omas Nähe nur ungern zu. Wenn es ihm aber schlecht geht, wenn er fürchtet, seine Eltern zu verlieren, oder wenn ihn andere alterstypische Sorgen plagen, legt er sich abends zu mir und sagt: »Oma, gib mir Energie.« Dann wende ich auch bei ihm eine der Techniken an, von denen ich Ihnen weiter hinten in diesem Buch die wichtigsten weitergeben werde.

DIE GESCHICHTE DES MAGNETISMUS

*Das Wort »behandeln« entstand
im 12. Jahrhundert und bedeutete ursprünglich
so viel wie »die Hand reichen«. Die Schicksale der
Ärzte, die das jahrhundertelang wörtlich nahmen
und die Heilkraft ihrer Hände entwickelten und
nutzten, waren teils überaus bewegt.*

Krankheiten zu heilen und Schmerzen zu lindern, ist eines unserer Grundbedürfnisse. Wir wollen gesund sein, uns gut fühlen, und das so lange wie möglich. Dies ist kein Phänomen der Gegenwart, sondern es hat mit primitiven Überlebensinstinkten zu tun, die auch schon unsere Vorfahren hatten.

Vor der Blüte der Schulmedizin, vor der Entdeckung bahnbrechender Heilungs- und Therapieansätze, vor dem Aufkommen chemischer Pharmazeutika, in einer Zeit, in der Heiler noch wenig über den menschlichen Körper und seine Funktionsweisen wussten, beruhte Heilung noch sehr auf Intuition. Erfahrungen, das trainierte Auge, der Geruchssinn und vor allem auch der Tastsinn waren die Instrumente der damaligen Ärzte. In diese quasi vormedizinische Zeit reicht auch der Magnetismus zurück.

Die typischen Elemente einer Magnetismus-Behandlung sind das Stricheziehen entlang des Körpers und das Berühren der Patienten mit den Fingern oder der ganzen Hand. Unsere Hände sind ein feinfühliges Instrument mit mehr als 300 Tastzellen und mehr als 1.600 Nervenenden. Sie sind überaus sensibel und können deshalb bei der Heilung und Selbstheilung wunderbare Dienste leisten.

Wir wissen, dass der Heilmagnetismus eine lange Vergangenheit hat. In vielen bildhaften, jahrtausendealten und teilweise in Stein gemeißelten Überlieferungen ist das Handauflegen unverkennbar als Form der Behandlung von Kranken abgebildet. Die ältesten Überlieferungen stammen aus der Zeit des ägyptischen Pharao Ramses, der von 1180 bis 1090 vor Christus lebte. Auf unzähligen Vasen und Urnen stellten seine Untertanen magnetische Behandlungen dar. Ein Fundstück, eine Papyrusrolle, zeigt eine Königin, die ihre Tochter mit magnetischen Strichen behandelt, um sie von Schmerzen zu befreien.

Ägypten war damals im gesamten Mittelmeerraum für seine Heilkünste bekannt. Denn rituelle Balsamierungen und die Entfernung der Organe vor der Mumifizierung brachten ein im Vergleich zu anderen Kulturen höheres medizinisches Wissen mit sich. Bald wurden auch die alten Griechen auf die Methoden der Ägypter aufmerksam. In den sogenannten *Äskulap*, ihren Heiltempeln, die sie dem Gott der Heilkunst weihten, praktizierten Priester wie im alten Ägypten den Heilmagnetismus.

Vor allem der griechische Wanderarzt Hippokrates, der als früher Vertreter einer modernen, rationalen Medizin gilt, soll sich mit den ägyptischen Heilmethoden befasst haben. Er verbrachte mehrere Studienjahre in Ägypten und machte sich die dort etablierten Praktiken zu eigen, um in der Folge auf seiner griechischen Heimatinsel Kos eine Medizinschule zu gründen. In seinen Schriften nannte er die heilmagnetische Behandlung »die Kraft, die mancher Hand entströmt«. Der antike Schriftsteller Plutarch, der die Biografien großer Griechen und Römer schrieb, verwies außerdem darauf, dass die römischen Kaiser Vespasian und Hadrian Augenleiden und Wassersucht mit magnetischen Behandlungen heilen konnten.

Mit Beginn des christlichen Zeitabschnitts gerieten die alten ägyptischen Mysterien und zeremoniellen Praktiken in Vergessenheit. Plötzlich waren es Jesus und seine Apostel, die Heilungen durchführten. Kultische Behandlungen, die sich im alten Ägypten im geheimnisvollen Dunkel der Mysterienstätten oder im antiken Griechenland in Tempeln abspielten, fanden nun am helllichten Tag und mitten unter Menschen auf öffentlichen Plätzen und Straßen statt.

Auch wenn ich die wundersamen Heilungen durch Jesus von Nazareth nicht allein mit Magnetismus begründen möchte, gibt es hier doch einige bemerkenswerte Parallelen. So finden sich unter den biblisch überlieferten Heilberichten des Neuen Testaments einige, die klar an die Erfolgsgeschichten des Magnetismus erinnern.

Die Art und Weise, wie Jesus Christus heilte, gleicht den magnetischen Methoden der alten Ägypter: das Berühren mit der Hand, das Handauflegen und die typischen Streichbewegungen zum Beispiel. Auf einem alten ägyptischen Papyrus ist ein Heiler zu sehen, der eine liegende, offensichtlich schwache Person mit kreisenden Bewegungen behandelt. Aus der Zeit von Jesus Christus gibt es Schilderungen ähnlicher Verfahren.

In der Folge blieben die Krankenheilungen vornehmlich Männern der Kirche vorbehalten. So soll der heilige Bernhard von Konstanz an einem Tag elf Blinden das Augenlicht wiedergegeben haben. Der heilige Patrick von Irland soll ebenfalls unzähligen Blinden durch Handauflegen ihre Sehkraft zurückgegeben haben. Frauen, die sich als Heilerinnen betätigten, galten indessen als Hexen.

Hexen verboten, Magnetismus willkommen

Denken wir heute an jene dunkle Zeit des Mittelalters, fallen uns Ritter, Kreuzzüge, Elend und Hexenverbrennungen ein. Die Angst und das Unwissen der Gesellschaft besiegelten tatsächlich das Schicksal zahlreicher heilender Frauen. Dass der Magnetismus gerade damals einen Aufschwung erlebte, überrascht also.

Geistliche und frühe Wissenschaftler erforschten die Heilkunst, oft verbunden mit Astrologie, und dies nun wieder im Dunklen und unter dem Schutz geheimer Orden. Diversen mittelalterlichen Schriften sind Anleitungen darüber zu entnehmen, welche magnetischen Stricharten, verbunden mit Gebetsformeln, zur Anwendung kamen. Um den Magnetismus legte sich damit aber ein Schleier aus Mystik, Religion, Wissenschaft und Astrologie.

Für den Höhepunkt des mittelalterlichen Magnetismus sorgte der große Schweizer Arzt, Naturphilosoph, Naturmystiker, Alchemist, Laientheologe und Sozialethiker Theophrastus Bombast von Hohenheim, kurz Paracelsus genannt. Wie Hippokrates glaubte auch er an eine eigene Heilkraft des Körpers. Er war überzeugt davon, dass der »innere Arzt« entscheidend für jede Heilung sei.

Ähnlich wie Paracelsus sprachen sich auch namhafte Denker ihrer Zeit, wie der italienische Humanist, Philosoph, Übersetzer und Arzt Marsilio Ficino, der als einer der ersten Verfechter der Empirik geltende englische Franziskaner und Naturphilosoph Roger Bacon oder der italienische Renaissancemediziner, -philosoph und -humanist Pietro Pomponazzi, aus. Sie alle nahmen Gesundheit als einen Zustand der Harmonie zwischen dem eigenen Mikrokosmos und dem himmlischen Makrokosmos wahr. Sie verbesserten damit den Ruf der magnetischen Heilpraktiken und sorgten für ihre Verbreitung, doch diese Phase währte nur kurz, denn die Kluft zwischen Glauben und Wissen wuchs. Naturwissenschaft, Mathematik und Physik gewannen immer mehr an Ansehen. Das wissenschaftliche Zeitalter dämmerte herauf. Der himmlische Makrokosmos war keine medizinische Kategorie mehr und alles sich darauf Berufende war von da an geächtet.

Die Geburtsstunde des modernen Magnetismus

Sprechen wir heute vom *Magnetismus,* meinen wir genau genommen den sogenannten animalischen Magnetismus. Ihn prägte vor allem ein Mann, der von 1734 bis 1815 lebte: der in Iznang am Bodensee aufgewachsene Arzt Franz Anton Mesmer.

Sein Biograf Justinus Kerner berichtete, dass Mesmer in jungen Jahren außerordentlich naturverbunden war und seine Freizeit am liebsten im Wald oder an den Ufern eines Sees verbrachte. Kerner war sich sicher, dass ein Mensch, der sein Leben in der freien Natur, unter Bäumen und mit Tieren verbrachte, auf besondere Weise geformt wird.

Mesmer studierte zunächst Theologie und sattelte dann, unzufrieden mit diesem Fach, auf Philosophie um. Nach seiner Promotion zog er nach Wien, wo er ein Rechtsstudium anfing. Aber auch das befriedigte den wissbegierigen Mann kaum, weshalb er sich schließlich der Heilkunst zuwendete. Vor allem die Wechselwirkung zwischen Mensch, Natur und Kosmos faszinierte ihn. Am 20. November 1765 promovierte er als Doktor der Medizin. Die alte Kaiserstadt Wien war dafür eine ausgezeichnete Wahl, denn viele spätere prominente Ärzte absolvierten ihre Ausbildung damals hier.

Mesmer, ein Freimaurer und Zirkelmeister der Rosenkreuzer, etablierte sich rasch in der Wiener Szene. Er war ein besonders geselliger, vor allem aber auch ein musikalischer Mann, weshalb seine kleine Praxis in einer Villa in der heutigen Rasumofskygasse 29 im dritten Wiener Gemeindebezirk schnell ein kultureller Hotspot seiner neuen Heimatstadt wurde. Mesmers Liebe zur Musik und seine sommerlichen Gartenkonzerte bescherten ihm auch die Aufmerksamkeit der Familie Mozart. Über die Jahre entwickelte sich eine tiefe Freundschaft zwischen dem begabten jungen Arzt und Wolfgang Amadeus Mozarts Vater Leopold. Auch Wolfgang Amadeus selbst war ihm nahe. In der 1790 aufgeführten Oper *Così fan tutte* setzte er Mesmer ein humoristisches Denkmal. Da heißt es:

Hier der Magnetstein
Solls euch beweisen.
Ihn brauchte Mesmer einst,
Der seinen Ursprung nahm
Aus Deutschlands Gauen
Und so berühmt ward
In Francia.

Mozarts Schilderungen beziehen sich auf den nicht mehr unbekannten Mesmer, der bereits für jede Menge Aufregung rund um sich selbst und seine Methoden gesorgt hatte, auch in Frankreich. Doch wie war es dazu gekommen?

Wie Mesmer zum Magnetismus fand

Bereits in seiner Doktorarbeit mit dem Titel *De Planetarum Influxu* (Über den Einfluss der Planeten) befasste sich Mesmer mit dem Magnetismus und stützte sich dabei auf vorliegende Schriften zum Thema.

Doch zunächst arbeitete er erfolglos an Versuchen, mit elektrischer Spannung Nervenkrankheiten zu heilen. Vielleicht war er gerade wegen seiner Niederlagen dabei hellhörig, als ihm sein enger Freund, der Wiener Hofastronom und Jesuitenpater Maximilian Hell, von einer interessanten Begebenheit erzählte.

Eine Hofdame hatte Hell im Jahr 1774 gebeten, einen handlichen Magneten aufzutreiben, um einer englischen Baronin bei der Linderung ihrer Magenkrämpfe zu helfen. Ohne die Sinnhaftigkeit dieses Vorgehens zu hinterfragen, besorgte Hell das Gewünschte und gab es der Dame. Gar so abwegig war ihm deren Ansinnen wohl auch nicht erschienen, denn im England jener Jahre war die Nutzung von Magneten zur Linderung verschiedenster Beschwerden verbreitet. Außerdem wusste er, dass Magneten bereits in der magischen Medizin der Vorzeit eine Heilkraft zugeschrieben wurde. Selbst Paracelsus war von der Kraft der Magneten überzeugt und nannte sie poetisch die »Monarchen aller Geheimnisse«.

Die Beschwerden der Baronin besserten sich jedenfalls tatsächlich und Mesmer wurde neugierig, als er das hörte. Kurzerhand stattete er ihr einen Besuch ab, um sich selbst ein Bild zu machen. Wissensdurstig und lernwillig staunte er über die Ergebnisse der Behandlung und versuchte sich selbst darin. Zu seiner eigenen Überraschung erzielte er relativ rasch erste Heilerfolge. Mit einem Mal konnte er Beschwerden lindern, denen er mit den konventionellen Methoden der Medizin hilflos gegenübergestanden war. Zeitungen berichteten darüber.

Begeistert von seinen Erfolgen fing Mesmer an, Magneten in allen Formen und Größen für seine Behandlungen zu verwenden. Er wollte damit »Energiekreise« im Körper seiner Patienten schließen, wodurch sie seiner Meinung nach ein geheimnisvolles »Fluid« durchströmen und Harmonie herstellen würde. Er selbst trug einen Magneten um den Hals und magnetisierte bald nicht mehr nur Menschen, sondern zum Beispiel auch Wasser, das er seine Patienten trinken ließ.

Der Forschergeist eines Belächelten

Ich könnte mir vorstellen, dass Mesmer einen ähnlichen Forschergeist wie ich besaß. Denn er war zwar begeistert von seinen Heilerfolgen, die Frage nach deren Ursachen ließ ihm aber keine Ruhe. Schließlich heißt Erfolg nicht, sich auf seinen Lorbeeren auszuruhen, schon gar nicht für einen experimentierfreudigen Wissenschaftler wie ihn.

Zunächst stellte er verwundert fest, dass er auch ohne Magneten Heilerfolge erzielen konnte. Er forschte zwar mit den Magneten weiter, sah aber ein, dass er mit seinen bloßen Händen, mit seinem körpereigenen Magnetismus sozusagen, sogar weitaus schnellere und bemerkenswertere Ergebnisse erzielte. Woher dieser von ihm angenommene körpereigene Magnetismus kommen könnte, wusste er sich allerdings nicht zu erklären. Auf den Umstand, dass alle Zellen im menschlichen Körper als Folge ihres elektrischen Ladungszustands ein Magnetfeld haben, konnte er dabei mangels Wissen über die Existenz von Zellen auch nicht zurückgreifen. Mesmer kam jedenfalls an den Punkt, ab dem er nur noch mit seinen Händen arbeitete, über Berührung und Streichbewegungen, so wie es schon die alten Ägypter getan hatten.

Er prägte zu dieser Zeit den Begriff des *animalischen* (vom Körper ausgehenden) Magnetismus, im Gegensatz zum *mineralischen* (von einem Magneten ausgehend). Animalisch hat also nichts mit Tieren per se zu tun, sondern steht für »körperlich«. Gemäß unserem heutigen Sprachgebrauch würden wir vielleicht von biologischem Magnetismus sprechen. Mesmers fundamentale Erkenntnis lautete dementsprechend: Alle Menschen sind mehr oder weniger magnetisch.

Er wusste auch noch nichts von der Magnetfeldtherapie, deren Wirksamkeit inzwischen durch mehr als 3.000 Studien nachgewiesen ist. Die häufigste Anwendung findet sie inzwischen in der Orthopädie, der Rheumatologie, der Schmerztherapie oder etwa bei Arthrose. Mesmer zog aus seinen eigenen Beobachtungen damals einfach diesen Schluss: Jeder Mensch kann die ihm eigenen magnetischen Kräfte trainieren.

Mesmers Erfolge sprachen für ihn und er feierte sie keineswegs nur in esoterischen oder sonst irgendwie skurrilen Zirkeln. Er überzeugte in dieser Schaffensperiode sogar die renommierte Bayerische Akademie der Wissenschaften. In der Folge war er maßgeblich am Verbot des Exorzismus beteiligt, da er durch alleiniges Berühren des Kopfes von Patienten die damals noch kaum erforschten psychischen Erkrankungen heilen oder lindern konnte.

1775 ernannte ihn die Akademie sogar feierlich zum Mitglied und Dutzende Ärzte und Hunderte Patienten standen hinter ihm und befürworteten seine Methoden. Nur Mesmer selbst war unzufrieden. Seine Theorie von den Magneten und den von ihnen durch den menschlichen Körper fließenden Energiekreisläufen hielt seinen eigenen Beobachtungen, Dokumentationen und Analysen nicht mehr stand.

Gibt es, fragte er sich, tatsächlich ein Fluid, das als geheimnisvolle Kraft durch den menschlichen Körper strömt? Kann diese Kraft tatsächlich von jedem Menschen ausgehen? Lässt sie sich durch den Willen oder auf irgendeine andere Weise beeinflussen? Ist sie seelischer oder chemischer Natur? Ist sie physikalisch oder geistig, irdisch oder womöglich göttlich? Oder kommt sie doch von den Sternen? Fragen über Fragen plagten den aufstrebenden Arzt und der Stand der medizinischen Kenntnisse reichte bei Weitem noch nicht aus, um sich den Antworten darauf wissenschaftlich auch nur anzunähern.

Die blinde Pianistin

Mit Mesmers Ruhm kamen, wie das eben so ist, auch die Neider. Sie veröffentlichten anonyme Artikel, in denen sie seine Methoden ins Lächerliche zogen. Der Höhepunkt des öffentlichen Widerstands war erreicht, als Mesmer einer blinden Pianistin das Augenlicht zurückgab. So ein Erfolg würde ihm und dem animalischen Magnetismus endgültig zum Durchbruch verhelfen, würde man denken, doch das Gegenteil war der Fall. Konfrontiert mit Unglauben und öffentlicher Kritik strebte Mesmer im Vorfeld dieser Begebenheit umso mehr nach der Anerkennung seiner Kollegen. Um seinen Gegnern zu beweisen, dass er kein Scharlatan war, nahm er in seiner inzwischen gegründeten Privatklinik auch Patienten mit schwer heilbaren Leiden auf. Niemand war ihm »zu krank«.

Als ihm die Geschichte der damals 18 Jahre alten und seit ihrem vierten Lebensjahr blinden Maria Theresia Paradis, der Tochter des Sekretärs von Kaiserin Maria Theresia, zu Ohren kam, wollte er sie unbedingt behandeln. Dahinter stand wohl auch politisches Kalkül. Auf diese Weise hoffte er, den Adel auf seine Seite zu ziehen. Hätte er gewusst, welche Konsequenzen die Behandlung der jungen Frau, deren Blindheit aufgrund einer diagnostizierten Lähmung der Sehnerven als unheilbar galt, haben würde, hätte er entweder darauf verzichtet oder sie in aller Stille durchgeführt.

Maria Theresia Paradis war trotz oder vielleicht gerade wegen ihrer visuellen Einschränkung eine hochbegabte Pianistin, Sängerin und Komponistin. Sie hatte bereits hohes Ansehen in der Wiener Musikszene erlangt. Selbst der Hof war begeistert von ihr und hatte Fördermittel bewilligt, mit denen sie ihre Karriere vorantreiben sollte. Nachdem selbst die besten Augenärzte ihr nicht helfen konnten, versuchte sich nun also Mesmer an ihr.

Schon nach kurzer Behandlung konnte Maria Theresia Umrisse der ihr gezeigten Figuren erkennen und ihre Augen wieder bewegen, was ihr bis dahin unmöglich gewesen war. Anerkennung brachte das Mesmer aber eben nicht ein. Denn während er überzeugt davon war, dass sein Magnetismus das kleine medizinische Wunder vollbracht hatte, stritten seine Kritiker das ab und sprachen von »Einbildung«. Selbst als Maria Theresias durchaus angesehener Augenarzt eine eindeutige Besserung bestätigte, blieb Mesmer für viele der Buhmann. Dann spielte die junge Frau mit dem wiederkehrenden Augenlicht auch noch das Piano schlechter als zuvor. Offenbar störten die visuellen Reize sie dabei. Die Fördermittel des Hofs waren ihr auf einmal nicht mehr sicher und ihre Familie und viele andere Beobachter der Entwicklungen drängten darauf, die Patientin so schnell wie möglich aus Mesmers Klinik zu entlassen.

Mesmer gab nach und übersiedelte kurz danach von Wien nach Paris, wo ihm seine aristokratischen Patienten aus Österreich die Tür zu den oberen Gesellschaftsschichten und den adeligen Kreisen öffneten. Sogar Königin Marie-Antoinette versprach ihm Unterstützung.

In Paris begegnete er auch Charles d'Eslon, dem Leibarzt des Bruders von König Ludwig XVI. In ihm fand er nicht nur einen Freund, sondern auch einen Befürworter und Forscherkollegen. Mit ihm veröffentlichte Mesmer im Jahr 1779 seine *Abhandlung über die Entdeckung des tierischen Magnetismus*. Darin formulierte er 27 Lehrsätze des Magnetismus, auch um die medizinische Fakultät der Stadt von der Behandlungsmethode zu überzeugen. Was ihm nicht gelang.

Mesmer gewann einige einflussreiche Kunden, darunter den Marquis de Lafayette, der später den Magnetismus nach Amerika brachte und dort den ersten amerikanischen Präsidenten damit behandelt haben soll. Doch die wissenschaftlichen Kreise schmähten Mesmer und sein Wirken nun auch in Frankreich, weshalb er weiterzog und in Spa in der Nähe von Lüttich eine »Magnetanstalt« gründete.

Die Schule Mesmers

Mesmer ließ in Paris viele Anhänger zurück, darunter wohlhabende, mächtige Aristokraten und Freimaurer, die mit Druck und entgegen der Regierung, dem König und der Akademie seine Rückkehr forderten. Gleichzeitig gründeten seine Anhänger die *Harmonische Gesellschaft*, eine interessante Mischung aus privater Schule, Geschäftsmodell und Freimaurerloge. Mesmer konnte dort Schüler ausbilden, die seine Heilmethode in der Folge selbst ausüben durften. Schon bald gab es mehr als zwanzig Niederlassungen dieser Harmonischen Gesellschaft in Frankreich, Deutschland, der Schweiz und sogar in Santa Domingo, der heutigen Dominikanischen Republik.

Als Mesmer tatsächlich nach Paris zurückkehrte, war das ein fulminanter Neubeginn seiner Karriere. In nur wenigen Monaten entwickelte sich der Magnetismus von der dubiosen Pseudowissenschaft zur Mode. Vor der luxuriösen Wohnung des einst verrufenen Arztes hielten nun von morgens bis abends die Karossen des Adels. Aber auch Minderbegüterten bot Mesmer Behandlungen an. Immerhin sollten alle, nicht nur die Adelsschicht, von seinen Heilmethoden profitieren.

Der hohe Andrang verlangte ihm neue Behandlungsmethoden ab, bei denen er durchaus dick auftrug. Er entwickelte einen Magnetisierungsapparat, der mit von ihm magnetisiertem Wasser funktionierte. Für eine effizientere Behandlung versetzte er seine Patienten in Behandlungsräumen mit farbigem Dämmerlicht und musikalischen Klängen in halb wache Zustände, was er bald mit einem einzigen Blick schaffte.

Allmählich entwickelte sich ein regelrechter Kult um Mesmer. Doch eine Wissenschaft, die groß in Mode kommt, zieht immer auch Kritiker an und Mesmer entschied sich aus den schon bekannten Gründen neuerlich zur Flucht. König Ludwig XVI. wollte schließlich Klarheit über den polarisierenden Arzt mit den seltsamen Methoden schaffen und ordnete im März 1784 an, den Magnetismus durch die Gesellschaft der Ärzte und die französische Akademie der Wissenschaften auf seinen Schaden und Nutzen hin prüfen zu lassen. Der Ausschuss setzte sich aus renommierten Wissenschaftlern und Ärzten zusammen, darunter Joseph-Ignace Guillotin, der sieben Jahre später die Guillotine erfinden sollte, und Benjamin Franklin, Forscher auf dem Gebiet der Elektrizität. Nach einigen Monaten Untersuchung stand das Urteil fest. Das Gremium erkannte die Wirkung des Magnetismus an und bezeichnete sie als unerklärlich.

In der Folge wollte das Gremium die Kraft, jenes geheimnisvolle Fluid, physikalisch beziehungsweise chemisch nachweisen. Doch es gab nichts, das sich wiegen oder unter ein Mikroskop legen ließ. Weshalb die Prüfung schlecht für Mesmer ausging. Wo man nichts sieht, nichts riecht, nichts schmecken und nichts messen kann, könne auch nichts vorhanden sein, konstatierte das Gremium nun. Magnetismus, so die Schlussfolgerung, könne also nichts weiter als Einbildung sein. Mesmer schrieb daraufhin mit einem befreundeten Arzt und Anhänger in der Schweiz ein Buch mit dem Titel *Mesmerismus oder System der Wechselwirkungen – Theorie und Anwendung des tierischen Magnetismus als die allgemeine Heilkunde zur Erhaltung der Menschen*, zu dem der Philosoph Arthur Schopenhauer bemerkte: »Wer den Magnetismus leugnet, ist nicht ungläubig, sondern unwissend zu nennen.«

Nach Mesmers Tod unternahmen seine Schüler Erklärungsversuche zum magnetischen Heilen. Die einen waren sich sicher, dass es dieses Fluid tatsächlich gab und es während der Behandlung zur Übertragung von etwas kommen müsse, das sie eine Nervensubstanz nannten. Auf der anderen Seite des Spektrums standen jene, die an eine Art heilende seelische Willensübertragung glaubten. Der schottische Chirurg und Hypnoseforscher James Braid schaffte es 1843 sogar, Mesmers »magnetische Streichungen« mit Hypnose zu verknüpfen und sich dafür die Anerkennung der Wissenschaft zu sichern.

Mesmers Anhänger blieben noch lange rührig. Selbst in Deutschland gab es bis zum Jahr 1939 unzählige *Magnetopathen*, die innerhalb der deutschen Heilpraktikerschaft ihre Behandlungen mit Erfolg durchführten. Die Nationalsozialisten verfolgten sie allerdings, schmähten ihre Praktiken und zerstörten einen Großteil der Literatur darüber. Dennoch bildeten sich aus Mesmers Erkenntnissen unzählige Unterformen und Neuinterpretationen des Magnetismus. In Japan etwa feierte im frühen 20. Jahrhundert Reiki als neue Behandlungsform ihr Debüt. Rei, der Geist, und Qi, die Lebensenergie, gaben dieser Behandlungsmethode ihren Namen. Ähnlich wie bei Mesmer geht es dabei vor allem um das Handauflegen und um das Arbeiten mit einer Art Energie. In den USA manifestierte sich der Magnetismus in der *Touch Therapy*, auch wenn Amerikaner die europäischen Urheber »ihrer« Ideen schon immer gerne verschwiegen haben.

Die Heilkunst der Wender

In Österreich entwickelte sich eine ganz eigene Version des Magnetismus. Die sogenannten *Wender* sind mit den einstigen ägyptischen Priestern, den Magnetiseuren unter Mesmer oder den japanischen Reiki-Meistern vergleichbar und praktizieren ihre Heilmethoden vor allem im ländlichen Bereich.

Wender ist eine regionale Bezeichnung, deren Ursprung in Niederösterreich liegt. Sie ging tatsächlich aus dem Wort »wenden« hervor, womit hier das Wenden, also das Umdrehen, eines Krankheitsverlaufs gemeint ist. Wender aktivieren Selbstheilungskräfte mithilfe von magnetischen Bewegungen, Ritualen und Gebeten. In anderen ländlichen Regionen tragen sie andere Namen. In Tirol zum Beispiel heißen sie *Anheber*.

Schriftliche Aufzeichnungen über die Arbeit solcher Heiler reichen bis in das 12. Jahrhundert zurück. Ihre Versionen des Heilens entwickelten sich demnach aus den Traditionen und Tätigkeiten der heidnischen Priesterinnen und Druiden der vorchristlichen Zeit. Sie bedienten sich traditionellerweise keiner Hilfsmittel wie Salben, Globuli, Essenzen oder dergleichen, sondern einzig ihrer eigenen Energien und Techniken. Zu ihrer ursprünglichen Arbeit gehörte außerdem immer ein Spruch, ein formelhafter Segen oder eine Art Gebet. Typische Gesten der Wender sind wie bei Mesmer das Streichen und Berühren der Patienten. Ähnlich wie Mesmer schließen die Wender die Schulmedizin keineswegs aus oder sehen sich gar als deren Gegner. Beide Formen des Heilens sollen Hand in Hand gehen, fanden und finden sie, was allerdings bis heute eher eine Wunschvorstellung ist.

Ich erlebe das selbst, seit ich Patienten mit Magnetismus behandle. Gegen mich geht zwar keine Pariser Akademie und auch kein König vor wie gegen Mesmer, aber obwohl ich als überzeugte Schulmedizinerin bekannt bin, obwohl ich den Magnetismus niemals ohne eindeutige eigene und dokumentierbare positive Folgen für meine Patienten angewendet hätte, obwohl ich im Laufe der Jahre ein stabiles wissenschaftliches Fundament dafür entwickeln konnte und obwohl ich nie andere Ärzte bekehren wollte, sondern immer zurückhaltend und still gearbeitet habe, war ich laufend mit Widerstand, Spott und drängenden Fragen wie jenen der ärztlichen Direktion an mich konfrontiert. Wenn meine Behandlungen wie in den bereits beschriebenen Fällen wirkten, waren alle zufrieden, ernst genommen hat mich aber kaum jemand.

Ich sehe den Magnetismus insgesamt entspannter als Mesmer. Für mich ist er eine Art Rahmen für Heilmethoden, die neben der klassischen Schulmedizin existieren, die auf Selbstheilung basieren und die ich bei genauer Betrachtung zumindest zum Teil bereits auf wissenschaftlich nachvollziehbare körperliche und geistige Prozesse zurückführen kann. Welche Prozesse sind das?

GESICHERTE ERKENNTNISSE UND EINE VERMUTUNG

Fünf Grundsätze über den Magnetismus und Selbstheilungskräfte, von denen vier schnell erklärt sind, während ich beim fünften etwas ausholen muss

Erstens. *Die Patienten heilen sich selbst*

Ich glaube nicht an Wunder. Dass ich übernatürliche Fähigkeiten habe, eine Wunderheilerin oder gar eine Hexe bin, wie mein Sohn mich einmal liebenswürdig nannte, glaube ich schon gar nicht. Überhaupt bin nicht ich es, die heilt. Vielmehr assistiere ich meinen Patientinnen und Patienten dabei, unbewusst ihre Selbstheilungskräfte zu nutzen und sich selbst zu heilen.

Der französische Apotheker und Begründer der modernen Autosuggestion, Émile Coué, predigte seinen Patienten bereits im 19. Jahrhundert: »Ich habe keine Heilkraft. Die haben nur Sie selbst.«

Coué wirkte mit seinen damals umstrittenen Therapieformen wahre »Wunder« und verweigerte gleichzeitig die Zuschreibung, ein Wunderheiler zu sein. Als erster moderner Mediziner hatte er allerdings erkannt, dass hinter der Heilung des Menschen mehr steckt als die reine Behandlung mit Medikamenten.

Zweitens. *Magnetismus und Selbstheilung können ärztliche Behandlungen ergänzen, aber nicht ersetzen*

Wenn Sie zum Beispiel eine schwere Lungenembolie, eine Verstopfung eines Blutgefäßes in der Lunge, haben, kann ich Ihnen meine Hände drei Tage lang auf die Brust legen, aber wenn Sie nicht unverzüglich ein Krankenhaus aufsuchen, werden Sie diese drei Tage womöglich nicht überleben oder schwere Schäden davontragen.

Drittens. *Magnetismus und Selbstheilung können am ehesten dann zur Lösung eines gesundheitlichen Problems beitragen, wenn es noch nicht morphologisch fixiert ist*

Beides funktioniert also dann, wenn das Problem noch durch funktionelle Prozesse ausgelöst wird und sich noch nicht in einem bleibenden körperlichen Schaden manifestiert hat.

Dem scheint zu widersprechen, was ich am Beispiel des jungen Soldaten mit der Bänderverletzung aus der Löwengrube erzählt habe. Hier lag schließlich ein körperlicher Schaden vor, eine mechanische Veränderung, die einer mechanischen Korrektur bedurfte. Oder nicht? Da dieses Behandlungsergebnis kein Einzelfall war, habe ich auch darüber nachgedacht. Meine Erklärungsmodelle stammen aus keinem Buch und ich habe sie auf keiner Internetseite gefunden. Es existieren auch keine aussagekräftigen Studien zu den Fragen, die ich für mich beantworten musste, schon gar nicht zu dieser. Aus dem, was ich dazu sagen kann, sprechen allein meine Erfahrungen, mein Wissen, meine Empfindungen und mein Abgleich meiner Beobachtungen mit dem Stand der Wissenschaft.

Angesichts von Fällen wie diesem kann dabei auch ich an meine Grenzen geraten. Denn klar ist: Bei einem gezerrten Band handelt es sich um eine morphologische Beschwerde, die eigentlich nicht innerhalb von zwei Tagen heilen kann. Glaube ich deshalb doch ein bisschen an Wunder? Tue ich nicht. Ich glaube da schon eher an einen Lymphabfluss und an den körpereigenen Klebstoff Fibrin.

Ein Patient hat ein Hämatom, also einen Bluterguss, an der Stelle, wo etwas gerissen ist. Wenn ich die Aura über der betreffenden Stelle abstreiche oder meine Hände direkt auf die Stelle auflege, bewirke ich damit eine Art Akupressur und löse eine bessere Durchblutung rund um den Bluterguss aus. Dadurch kommt es zu einem Lymphabfluss, der vielleicht zum Abbau des Hämatoms beiträgt. Außerdem kommt es zu einer Fokussierung des Hämatoms und der Sehne. Das heißt, dass sich alle körperlichen Heilungsfunktionen auf die Region beziehungsweise die Verletzung oder etwa Entzündung konzentrieren.

So erfolgt der Abtransport von Abbauprodukten schneller und effizienter und immunrelevante Zellen und Abbauzellen, wie die als Fresszellen bekannten Makrophagen, konzentrieren sich auf die betreffende Stelle.

In der Theorie klingt das ganz einleuchtend, als erfahrene Medizinerin ist mir bewusst, dass solche Prozesse trotz Anregung der Durchblutung ihre Zeit brauchen. Die manchmal unfassbar schnellen Heilungen waren mir deshalb noch lange ein Rätsel. Womit ich beim Fibrin bin. Meine ersten Erfahrungen damit machte ich als Medizinstudentin in der Kieferchirurgie der Wiener Universitätsklinik. Gemeinsam mit der Professorin Helene Matras nutzte ich Fibrin, um durchgeschnittene Gefäße von Mäusen wieder zusammenzukleben.

Fibrin, das im Blut mittels Fibrinogen gebildet wird, kann auch im menschlichen Körper Wunden oder Risse verschließen. Vielleicht dissoziieren die Wärme und die Anregung der Durchblutung, die ich mit meinen Händen erzeuge, das Fibrin aus dem Blut des Hämatoms. Es schließt dann den Riss und trägt zur schnellen Heilung bei. Immerhin hält der organische Superkleber Fibrin sehr schnell. Schon nach einer Minute können Körperstellen dank ihm wieder miteinander verbunden sein. Dass Fibrin tatsächlich der Grund für den einen oder anderen Heilungserfolg durch Magnetismus ist, kann ich ebenfalls nicht mit Studien belegen. Es ist die einzige Theorie, die mir vernünftig erscheint, mehr nicht.

Viertens. *Früherkennung ist auch beim Magnetismus und bei der Selbstheilung entscheidend*

Je länger ein gesundheitliches Problem besteht, desto geringer wird die Chance, es mithilfe von Magnetismus und Selbstheilung zu lösen.

Meine jahrelange Erfahrung hat mir gezeigt, dass Patienten, die bei Eintreten eines Problems gleich zu mir kommen, die besten Erfolge erzielen. Schwere degenerative Erkrankungen in der Wirbelsäule etwa sprechen kaum auf Magnetismus an. Sind die Gefäße bereits verkalkt, sind bereits Verspannungen und Veränderungen der Gelenke oder der Bandscheiben vorhanden, kann ich mit meinen Händen nicht mehr viel ausrichten. Einzig eine Rundumverbesserung durch Ankurbeln der Durchblutung oder durch Ableitung oder Verminderung eines Ödems mittels Lymphabfluss ist dann noch möglich.

Fünftens. *Magnetismus und Selbstheilung funktionieren nicht bei allen Menschen gleich gut*

Johann Wolfgang von Goethe schrieb: »Der Magnetismus ist eine allgemein wirkende Kraft. Ein jeder Mensch besitzt sie, nur nach seiner Individualität etwas verschieden.« Was genau meinte er damit?

Die junge Frau mit dem Mammakarzinom, von deren Nebenwirkungen ich eingangs berichtete, ist ein klassisches Beispiel dafür, wie meine Behandlung funktioniert. Ich könnte von vielen derartigen Fällen erzählen, trotzdem kann auch ich nicht immer die gleiche Wirkung erzielen. Es ist eindeutig so, dass nicht alle Patienten gleichermaßen vom Magnetismus profitieren. Manche reagieren sehr stark, sehr schnell und sehr positiv darauf. Sie bilden die Minderheit, doch bei anderen stellt sich die Heilung oder zumindest die

Linderung ihrer Beschwerden, wenn überhaupt, dann nur langsam ein. Warum ist das so?

Liegt es an meiner Tagesverfassung? Das kann ich ausschließen, zumal sich an dieser Beobachtung nichts ändert, auch wenn ich Patienten über einen längeren Zeitraum hinweg behandle. Liegt es an der Art des Problems? Auch das kann ich ausschließen. Ich kann das gleiche Problem bei manchen Menschen rasch und bei anderen nur sehr langsam oder gar nicht lösen. Es kann also nur an einem gewissen »Talent« der Patienten für Magnetismus und Selbstheilung liegen. Aber was macht dieses Talent aus? Was liegt ihm zugrunde? Was unterscheidet Menschen, die es in besonders hohem Maß haben, von anderen?

In den zwanzig Jahren, in denen ich aktiv Magnetismus in meiner privaten Praxis und am Rande des täglichen Betriebs im Krankenhaus betrieben habe, konnte ich den Schluss ziehen, dass etwa siebzig Prozent der Patienten gut darauf ansprechen, die übrigen dreißig Prozent kaum bis gar nicht. Der gesunde Menschenverstand verleitet schnell zu der Annahme, dass Patienten, die an Heilungserfolge »glauben«, auch eher von der Behandlung profitieren als die Kritiker, die meine Behandlung als Spuk oder Betrug betrachten und mich unter den Scharlatanen einordnen. Auch mir ging anfänglich diese Hypothese durch den Kopf. Meine Beobachtungen dazu widerlegten sie allerdings rasch, wie ich Ihnen anhand des folgenden Falls zeigen kann.

Der Mathematiker

Meine Beschäftigung mit dem Magnetismus bescherte mir im Krankenhaus wie gesagt auch viel Widerstand. Anfangs versuchte ich noch, meine Tätigkeit dort und meine magnetischen Behandlungen strikt zu trennen. Ich hatte einfach Angst. Es gab Menschen, die darin Teufelszeug und schwarze Magie sahen, und natürlich beinhaltete meine Jobbeschreibung solche Maßnahmen nicht. »Wenn du das machst, hast du bald keine Patienten mehr«, warnte mich ein Arzt und Freund. Wir vertrauten einander und er betrachtete mich als ausgezeichnete Strahlentherapeutin, die er nicht »wegen so etwas« aus dem Team verlieren wollte.

Doch je mehr auch meine anderen Kollegen über meine Beschäftigung mit dem Magnetismus erfuhren, desto häufiger kontaktierten sie mich doch, wenn sonst nichts mehr ging, und desto mehr verschwammen die Grenzen. Zudem hatte ich im Krankenhaus immer wieder Patienten, bei denen ich ganz genau wusste, dass ihnen der Magnetismus helfen würde. Ich spürte es einfach und was hätte ich tun sollen? Ihnen diese Chance auf Besserung aus letztlich egoistischen Gründen vorenthalten? Es gibt nun einmal Patienten, die schlecht auf Bestrahlungen reagieren, was für sie verhängnisvoll sein kann. In dieser Situation schlug ich ihnen dann doch oft einen Versuch mit dem Magnetismus vor.

So auch bei einem Patienten mit einem sehr ausgedehnten Karzinom. Wir konnten damals, vor fast zwei Jahrzehnten, den angesehenen Mathematiker nicht weiter bestrahlen. Er wusste nicht, dass ich außerhalb des Krankenhauses als Magnetiseurin praktizierte, ich spürte allerdings sofort, dass er meine Hilfe brauchte.

Er war überaus skeptisch, doch er hatte nichts zu verlieren und stimmte zu, sich auf ein Experiment einzulassen. Als solches präsentierte ich meinen Patienten den Magnetismus immer. War ich der Meinung, dass sie davon profitieren könnten, fragte ich sie, ob ich bei ihnen »ein kleines Experiment« starten dürfe, das ihnen vielleicht helfen würde. Neugierde, Verzweiflung, aber auch pure Gleichgültigkeit schwer kranker Patienten machten es möglich, dass selbst ausgewiesene Realisten zustimmten. So auch jener Mathematiker.

Er wollte die Behandlung eigentlich nicht und glaubte nicht an ihren Erfolg und dennoch sprach er ausgezeichnet darauf an. Seine Beschwerden schwanden und er ließ sich von da an regelmäßig von mir ergänzend behandeln. Er lebt heute noch und erfreut sich guter Gesundheit.

Damals, am Beginn meiner Laufbahn als Magnetiseurin, machte ich ihm klar, dass ich selbst nicht so genau wusste, was ich da eigentlich tat und welche Wirkmechanismen ich auslöste. Doch zufrieden mit dem Ergebnis entwickelte er eine sehr pragmatische Einstellung dazu: »Wir Mathematiker können vieles berechnen, aber erklären können wir uns auf dieser Welt bei Weitem nicht alles.«

Mit Patienten wie ihm, für die »alternativ« im Zusammenhang mit Behandlungen ein Synonym für »fragwürdig«, »esoterisch« und »unseriös« ist, hatte ich laufend zu tun. Manche von ihnen hielten mich eindeutig für verrückt. Das änderte an der Wirkung des Magnetismus bei ihnen aber nichts. Dennoch waren schon Mesmers Kritiker überzeugt davon, dass, wenn es überhaupt zu einem Effekt durch Magnetismus kommen sollte, Suggestion der Grund dafür sein müsse. Ist ein Mensch nur überzeugt genug von der Wirkung von etwas, tritt sie auch ein, so ihre Theorie.

Meine Beobachtungen und Erfahrungen widersprechen dem nicht nur. Interessanterweise scheint es sogar so zu sein, dass Menschen, die eine Magnetismus-Behandlung unbedingt und aus tiefster Überzeugung wollen, sogar schlechter darauf ansprechen als Zweifler mit rationalistischem Naturell. Menschen, die zu mir kommen und auf eine Magnetismus-Behandlung drängen, kann ich oft gar nicht helfen. Ich habe bei ihnen manchmal das Gefühl, dass sie meine Kreise stören.

Kribbelt es?

Ich muss nicht erst die weitere Entwicklung von Beschwerden abwarten, um zu wissen, ob meine Behandlung bei einem Patienten wirkt oder nicht. Die Ergebnisse, eine Linderung von Schmerzen etwa oder ein äußerlich sichtbarer Rückgang der Beschwerden Stunden oder Tage später, spricht zwar eine klare Sprache, doch ich weiß es meistens schon nach zwei Minuten. Ich spüre es an einem Kribbeln in meinen Händen.

Sobald dieses Kribbeln bei mir einsetzt, frage ich meine Patienten, ob sie »etwas spüren«. Ich frage mit Absicht nicht:

»Kribbelt es?« Dadurch würde ich ihre Wahrnehmungen bereits in eine bestimmte Richtung lenken. Genau die besagten siebzig Prozent antworten dann sofort: »Ja, es kribbelt.«

Bei anderen Patienten verspüre ich kein Kribbeln. Ich frage sie trotzdem: »Spüren Sie etwas?«

»Ja, Wärme«, antwortet ein Teil von ihnen. Bei dieser Gruppe kommt meine Behandlung auch gut an, ist aber manchmal weniger wirkungsvoll.

Dann gibt es noch die, die gar nichts spüren. Kein Kribbeln. Keine Wärme. Erstaunlicherweise sind aber auch unter diesen Patienten welche, die mir nach einigen Tagen sagen, die Behandlung hätte ihnen gutgetan und sie würden gerne wiederkommen. Weshalb ich den Nichtsspürern immer mit auf den Weg gebe, dass wir erst einmal einige Tage abwarten sollten, um zu sehen, was passiert.

Mögliche Gründe für die unterschiedliche Wahrnehmung meiner Behandlung durch meine Patienten liefert das Modell der Energiemeridiane. Das sind gemäß der traditionellen chinesischen Medizin Kanäle, in denen die Lebensenergie (Qi) fließt. Nach den Vorstellungen der traditionellen chinesischen Ärzte ist jeder Meridian einem Funktionskreis, also einem Organsystem, zugeordnet. Auf diesen Meridianen liegen auch die Körperstellen, die Akupunkteure mit Nadeln oder Akupresseure mit Fingerdruck behandeln. Wer mit diesen Meridianen arbeitet, muss sie zunächst öffnen.

Bei manchen Menschen scheinen sie bereits geöffnet zu sein, bei anderen wieder kann es dauern, bis sie aufgehen.

Möglicherweise hängt die Wirkung des Magnetismus davon ab, wie weit diese Meridiane geöffnet sind.

Das Alter der Seele

Sie wissen ja mittlerweile, was passiert, wenn vor mir Unerklärliches auftaucht. Mein Forschergeist erwacht und sucht nach Erklärungen. Manche Dinge lassen sich aber weder berechnen noch im Labor beweisen. Weshalb wir uns meist wieder von ihnen abwenden. Was wir nicht verstehen, beweisen oder nachprüfen können, verbannen wir aus unserem Bewusstsein und unserer Vorstellung von der Welt. Es existiert einfach nicht. Wäre ich diesem Muster gefolgt, hätte ich mir viel Zeit und viele Überlegungen erspart. Doch ich forschte lieber, obwohl ich davon ausgehen musste, dass ich vielleicht plausible Theorien entwickeln, wohl kaum aber definitive Wahrheiten vorlegen können würde.

Eine meiner Theorien zur verschiedenen Wirkungsweise des Magnetismus bei verschiedenen Menschen wagte ich aus Angst vor Schimpf und Schande im Kollegenkreis, nie richtig auszusprechen. Mir ist durchaus bewusst, dass ich mich damit auf äußerst unsicheres Terrain begebe und Beobachtungen miteinbeziehe, die im wissenschaftlichen Kontext mangels Erklärbarkeit ihrerseits den Status des Nichtexistenten haben.

Zum Beispiel die Beobachtung, dass es Menschen mit besonders ausgeprägter Feinfühligkeit gibt, die so etwas wie einen sechsten Sinn zu haben scheinen. Die wie durch Zufall an jemanden denken, unmittelbar bevor er sie anruft. Die partout nicht in ein Flugzeug steigen wollen, das dann abstürzt. Oder die Beobachtung, dass manche Kinder ein Maß an Reife und Wissen zeigen, das durch ihr Leben nicht gestützt ist, und dass manche Erwachsene in hypnotischen Zuständen Dinge sagen, die sie unmöglich wissen können. Mag sein, dass solche Menschen unbewusst auf Informationen und Erfahrungen zurückgreifen, die sie durch Wahrnehmungen im Mutterleib gesammelt haben. Oder auf Informationen und Erfahrungen, die in ihrem Genpool, etwa in der dunklen DNA, die derzeit Gegenstand vieler Forschungen ist, gespeichert sind. Oder die ihnen frühere Generationen epigenetisch mitgegeben haben, eine Möglichkeit, die noch ebenso junges wie faszinierendes medizinisches Wissen ist.

Verwenden wir für diese Dinge den Begriff *Sense*, nicht gleichzustellen mit dem berühmten sechsten Sinn. Menschen mit Sense könnten genau jene sein, die besonders gut auf den Magnetismus und meine Behandlungen ansprechen.

Doch woher kommt dieser Sense? Ist er angeboren oder können wir ihn erwerben? Auch dieser Frage bin ich nachgegangen.

Kinder haben mehr Sense

Kinder sprechen besonders gut auf meine Behandlungen an, was auch damit zu tun haben könnte, dass Magnetismus angstlösend wirkt und Dinge wie schlechte Lehrer, Mobbing in der Schule oder familiäre Probleme relativiert. Dies durch eine kognitive Umstrukturierung, die der Magnetismus bewirkt und um die es im Folgenden noch gehen wird.

Ich erkläre Kindern, was Magnetismus ist und dass bereits die Hohepriester im alten Ägypten davon Gebrauch gemacht haben. Dann lege ich meine Hände sanft über ihre kleinen Körper, ohne sie zu berühren. Schließlich stelle ich auch ihnen meine Frage: »Spürst du was?«

Bei Kindern spüre ich besonders rasch dieses Kribbeln und auch sie spüren es rasch, oder zumindest Energie und Wärme. Sie treten auch besonders rasch in den meditativen Zustand ein, der erfolgreiche Behandlungen unterstützt. Immer wieder bekomme ich Anrufe von erleichterten Müttern, die mir berichten, dass ihr Kind nach drei oder vier Behandlungen auf einmal keine Angst mehr vor der Schule hat und seine Leistungen besser geworden sind.

Manchmal erlebe ich mit Kindern kuriose Situationen. Sie scheinen so empfänglich für die magnetische Behandlung zu sein, dass sie selbst dann, wenn ich ihre Eltern behandle, etwas spüren. Sie spüren ein Kribbeln oder ein »Warmwerden«, wenn sie nur danebensitzen.

Bei zu kleinen Kindern, denen ich noch nicht sachlich erklären kann, was ich da mache, muss ich vorsichtig sein. Allzu leicht kann ich es selbst sein, die ihnen Angst macht. Schließlich spüren sie etwas, von dem sie sich nicht erklären können, woher es kommt. Erst ab dem dritten Lebensjahr empfinden Kinder die Behandlung als angenehm.

Jüngst hatte ich eine kleine Patientin, Emilia, in Behandlung. Sie litt, wie leider viele Kinder, an Asthma. Sie kam regelmäßig und über mehrere Wochen hinweg zu mir, klarerweise in Begleitung ihrer Mutter.

Schon nach wenigen Einheiten ließen ihre Symptome nach. Ihre Mutter erzählte mir von der zurückgewonnenen Lebensenergie der Kleinen und ich war erstaunt. Das bin ich noch immer in jedem Fall, bei dem meine Behandlung Wirkung zeigt.

»Jetzt geht es mir gut und dafür schenke ich dir meine rothaarige Barbie«, sagte Emilia eines Tages zu mir und ich, ein geborener und unübersehbarer Rotschopf, war zu Tränen gerührt. Die Puppe bekam einen Ehrenplatz in meiner Praxis und Emilia muss glücklicherweise schon lange nicht mehr zurück zur Behandlung kommen.

Vielleicht liegt die besonders gute Wirksamkeit des Magnetismus bei Kindern auch daran, dass sie einen unverfälschteren Blick auf Dinge haben, einen offeneren Geist, der es ihnen erlaubt, die volle Wirkung aus der Energie zu ziehen, die ich ihnen gebe.

Sense durch Nahtoderlebnisse

Meinen Beobachtungen zufolge scheint es auch so zu sein, dass traumatische Erfahrungen die Aufnahmefähigkeit für den Magnetismus erhöhen. Ganz besonders stark ist dieser Effekt bei Menschen, die in ihrem Leben bereits eine Nahtoderfahrung durchgemacht haben.

Ich war selbst einmal dem Tod sehr nahe, auch wenn mir das erst Jahre später bewusst wurde. Ich wechselte damals gerade ins Kaiser-Franz-Josef-Spital, wo ich von da an allein verantwortlich für die Strahlentherapie-Patienten sein sollte. Vieles war neu für mich und manches schwierig, aber ich versuchte, mich durchzuboxen. Als ich in dieser Zeit eine Woche lang hohes Fieber hatte, teilweise weit mehr als vierzig Grad, wusste ich, dass etwas nicht stimmt. Trotzdem ließ ich mich in meinem Gefühl von Unzerstörbarkeit kaum von der Arbeit abhalten. Immerhin mussten stets dreißig bis vierzig schwer kranke Patienten bestrahlt werden und erwarteten meine Hilfe. Ich nahm zum ersten und letzten Mal in meinem Leben binnen einer Woche zehn Kilo ab und setzte mich abends in die Sauna, weil mich nur dort der Schüttelfrost verschonte.

»Du siehst schlecht aus«, sagte ein Radiologe, mit dem ich eng zusammenarbeitete. »Machen wir lieber ein Lungenröntgen.«

Seine Diagnose lautete Lappenpneumonie, eine Entzündung des Lungengewebes. Diese Empathie, von der ich hoffte, dass sie mich zu einer guten Ärztin machte, hatte mir selbst gegenüber versagt. Meine Kollegen schickten mich samt einer Packung Antibiotika nach Hause. Als ich die erste Tablette nahm, verschlechterte sich mein Zustand.

Am nächsten Morgen schaffte ich es nicht aus dem Bett und hörte nur verschwommen Stimmen vom Gang. »Kommt, Kinder«, sagte mein Mann. »Mama ist krank und braucht Ruhe.«

In meinem Delirium ging ich davon aus, dass er die Kinder in den Kindergarten bringen würde. Doch mein damals

Sechsjähriger weigerte sich. »Mama braucht jetzt jemanden«, sagte er.

Ich kippte in einen Zustand, den ich erst viel später verstehen und beschreiben konnte. Beruhend auf meinem heutigen Wissen würde ich ihn als ein »Aufsteigen« beschreiben. Gerade lag ich noch schwer krank in meinem Bett, nun schwebte ich in meinem Schlafzimmer bis an die Decke empor und konnte mich selbst betrachten. Ich liebe mein Leben und ich hoffe, dass es lange dauert, aber ich kann mich an keinen schöneren Moment erinnern. Wahrscheinlich liegt das an der massiven Freisetzung von Endorphinen an der Schwelle zum Tod, jedenfalls kann ich mich bis heute an mein Empfinden erinnern, dass es wunderschön ist, zu sterben.

Von der Decke meines Schlafzimmers aus sah ich nicht nur mich, sondern auch viele andere Dinge, die ich bis dahin nicht wahrgenommen hatte. Ich sah eine Armbanduhr, die ich jahrelang gesucht hatte und die hinter Büchern versteckt lag. Ich sah alles, ohne Grenzen und ohne Anstrengung. Aus wissenschaftlicher Sicht ist das durch die Freisetzung des gesamten gespeicherten Wissens und der gesamten Langzeiterfahrung möglich, erstaunlich war es im Nachhinein gesehen trotzdem. Mein Bewusstsein schien erweitert zu sein.

Ich wusste nicht, was mit mir passierte, aber ich war glücklich. Von jeglicher anderen Emotion war ich völlig befreit und damit auch von allen Lasten, die mich sonst im täglichen Leben begleiteten. Ich fühlte mich nicht mehr krank. Ich fühlte eigentlich gar nichts, aber genau das machte dieses Erlebnis so friedvoll. Weder negative noch positive Emotionen zu spüren, keine Voreingenommenheit, kein Wenn und kein Aber, das ist meiner Meinung nach die höchste Form von Freiheit, die ein Mensch erreichen kann.

Ich weiß nicht, wie lange dieser Zustand andauerte und ob ich überhaupt wieder in meinen Körper zurückgekehrt wäre, hätte mein Sohn an diesem Tag nicht die Entscheidung getroffen, bei mir zu bleiben. Als ich ihn da unten neben mir sah, meine Hand haltend und mich mit fragenden und besorgten Blicken musternd, war ich unversehens im wahrsten Sinne des Wortes wieder bei mir. Wusch! Ich war wieder in meinem Körper. Dass dies ein Nahtoderlebnis gewesen war, fand ich erst viel später heraus.

Heute frage ich mich, ob sich meine Fähigkeiten im Bereich des Magnetismus ohne dieses Erlebnis im gleichen Maß entwickelt hätten. Jedenfalls weiß ich, dass Patienten, die Ähnliches erlebt haben, besonders zugänglich für seine heilende Wirkung sind.

Sense durch Meditation

Noch einmal zurück in meine Zeit als Assistenzärztin an der Wiener Universitätsklinik. Deren damaliger Radiologieprofessor hatte eine Sekretärin indischer Abstammung. Wir verstanden uns gut und plauderten neben den täglich anfallenden Röntgenterminen auch über Privates. Eines Morgens, nicht lange nach meiner Pneumonie, bat ich sie bei etwas um Hilfe. Ich weiß nicht mehr genau, worum es sich handelte, ich weiß aber sehr wohl noch, dass sie mich mit einer Entschuldigung abwies. »Ich meditiere jetzt«, sagte sie.

»Was ist Meditieren?«, fragte ich.

In den 1990er-Jahren war Meditation noch nicht so weitverbreitet und ich konnte damals mit Dingen wie Geist, Seele und innerer Ruhe wenig anfangen. Ich war eine junge Ärztin mit zwei Kindern und wollte mich auf das »Wesentliche« konzentrieren.

Sichtlich erstaunt über mein Interesse antwortete sie: »Mit Meditation können Sie den Körper und den Geist sozusagen voneinander frei machen. Das höchste Ziel dabei ist die extrakorporale Empfindung.«

Wieder hakte ich nach, weil ich nicht genau wusste, was sie meinte.

»Dabei sehen Sie sich selbst von außen, quasi aus der Vogelperspektive«, sagte sie.

»Das habe ich schon einmal erlebt«, warf ich ein, ohne viel nachzudenken.

»Wenn Sie noch nie meditiert haben, hatten Sie wahrscheinlich ein Nahtoderlebnis«, erwiderte sie.

Inzwischen erkenne ich es, wenn einer meiner Patienten, aus welchem Grund auch immer, extrakorporale Erfahrungen gemacht hat. Die besondere Emotionsfreiheit dabei hinterlässt offenbar Spuren. Sie erzählen von ihrem Leben, als wäre es ein Film, und emotionsbefreit bedeutet dabei keineswegs gleichgültig.

Auch mein Mentor Dr. Kanzian erzählte mir eines Tages von einem Nahtoderlebnis, das er als Kind nach einem schweren Radunfall hatte. Als ich ihm von meinem eigenen Erlebnis erzählte, nickte er nur.

Menschen, die meditieren, entwickeln meiner Meinung nach auch dann Sense, wenn sie nicht bis zur höchsten Ebene mit extrakorporalen Erfahrungen vorstoßen. Welche Rolle leicht meditative Zustände beim Magnetismus spielen, darum wird es in diesem Buch noch ausführlich gehen.

Sense durch traumatische Erlebnisse

Ebenso sprechen Patienten, die irgendwann in ihrem Leben mit schweren Traumata oder großer Trauer zu kämpfen hatten, besser auf meine Behandlung an. Körperliche oder psychische Gewalterfahrungen, zum Beispiel in der Kindheit, können Menschen dazu veranlassen, geistig aus ihrem Leben herauszuflüchten, aufzusteigen, zu dissoziieren und sich irgendwo in ihrem tiefsten Inneren zu verstecken, um von ihrem gequälten Ich und damit von der Qual wegzukommen. Womit sie einen ähnlichen Weg beschreiten wie Menschen an der Schwelle zum Tod oder geübte Meditierer.

Zum Glück müssen Sie aber nicht erst meditierend entschweben, sich dem Tod nähern oder traumatisierende Erfahrungen machen, um vom Magnetismus profitieren zu können. Bei den meisten Menschen, auch jenen, bei denen er besonders gut wirkt, ist nichts davon der Fall. Sense scheint also auch so etwas wie eine Charaktereigenschaft zu sein, geprägt durch Genetik, Typologie und soziale Erfahrungen.

HEILUNG IST NIE NUR EIN WUNDER

Wie und warum wirken Magnetismus und Selbstheilung? Was ich darüber in den vergangenen zwanzig Jahren herausfand und wie ich dabei vorging.

Das Schreiben und die Nachfrage meiner Vorgesetzten kamen für mich nicht überraschend. Ich wusste ja, dass meine Methoden kontrovers waren. Am Magnetismus interessierte mich, dass er wirkte, und ich nahm dafür anfangs in Kauf, dass ich mir diese Wirkung nicht erklären konnte. Ich dachte mir einfach, dass ich meinen Patientinnen und Patienten alles zu bieten hatte, was ihnen helfen könnte, und wenn etwas dabei war, das ich mir nicht erklären konnte, ging das für mich in Ordnung.

In gewisser Weise machte mich das zu einer Grenzgängerin, die politische Verantwortungsträger naturgemäß beunruhigt, die ich aber eigentlich nicht war. Ich setzte den Magnetismus nur deshalb ein, weil er bei mir keinerlei medizinische Behandlung ersetzte, keine falschen Hoffnungen weckte und keine unbekannten Nebenwirkungen haben konnte. Welche Nebenwirkungen sollte es haben, wenn ich meine bloßen Hände entlang des Körpers eines Menschen bewege oder ihn mit eben diesen Händen einfach nur berühre?

Trotz allem hatte ich wie gesagt schon lange vor jenem Schreiben nach Erklärungen zu suchen begonnen. Weil ich nicht gerne belächelt werde. Weil wissenschaftliche

Begründbarkeit den Magnetismus viel mehr Patienten zugänglich machen würde. Weil sich daraus wahrscheinlich neue Schlüsse über die Heilung von Krankheiten ziehen lassen würden. Und weil mir mein Forschergeist gar keine andere Wahl ließ. Egal welches Problem ich vorfand, beruflich oder privat, egal mit welcher Diskrepanz ich gerade zu kämpfen hatte, ich setzte reflexhaft immer auf Rationalisierungsprozesse.

Dem Magnetismus auf die Spur zu kommen, seine Geheimnisse zu lüften, diese Behandlungsmethode wissenschaftlich begründbar und fassbar zu machen, war eine komplexe Aufgabe. Ich ging sie deshalb zwar mit einem klaren Ziel, aber doch auch mit dem Bewusstsein der vielen damit verbundenen Unwägbarkeiten an. Ich hatte schon als Ärztin festgestellt, dass viele der neuen wissenschaftlichen Erkenntnisse vor allem auch eines zeigten: dass wir noch immer erst am Anfang stehen, wenn es um eine tief gehende, durch und durch rationale Erfassung des Wunders Mensch geht.

Vor allem beim Krebs war das so. Ich stieß auch dabei immer wieder an die Grenzen unseres gesicherten Wissens. Zum Beispiel, wenn zwei Patienten mit den genau gleichen Parametern, mit gleichem Alter und gleicher Krankengeschichte völlig unterschiedliche Schicksale erlebten. Einer wurde gesund, einer starb. Warum? Auch dahinter verbargen sich für mich immer Rätsel, die ich nur allzu gerne gelöst hätte und von denen ich doch sicher war, dass sie trotz des sich so rasch mehrenden Wissens noch für Generationen Rätsel bleiben würden.

Mesmer hätte wie gesagt noch gar keine Chance gehabt, sich den Antworten auf die großen Fragen über den Magnetismus auch nur anzunähern, egal wie sehr er sich bemüht hätte. Doch die Explosion des medizinischen Wissens seit seiner Zeit, der Umstand, dass dieses Wissen mit steigendem Tempo jeden Tag mehr wurde, und der leichter gewordene Zugriff darauf kamen mir bei meinen Überlegungen zugute.

So machte ich mich also an die Arbeit. Ich suchte nicht nach singulären Erklärungsmodellen wie einem magischen Fluid. Mir war klar, dass ich komplexe Zusammenhänge verstehen lernen musste, bei denen mehrere Aspekte des menschlichen Organismus und der menschlichen Psyche ineinandergriffen. Dass es eine einfache physikalische, chemische oder mathematische Erklärung für die Wirkung des Magnetismus geben könnte, mochte zur Zeit Mesmers, im 18. und zu Beginn des 19. Jahrhunderts, noch denkbar gewesen sein, doch das moderne Wissen über den Menschen sagte mir, dass mehr dahinterstecken musste.

Ich war mir mit einem Wort von Anfang an sicher, dass Magnetismus nicht oder zumindest nicht ausschließlich direkt organisch wirkt, sondern zumindest teilweise über das Gehirn und Veränderungen, die dort stattfinden. Das bedeutete auch, dass ich für seine Erklärung über ein fächerübergreifendes Wissen verfügen musste. Mir war klar, dass ich ohne die komplementären Aspekte der Medizin, die damals noch viel weniger im Fokus standen als heute, nicht vorankommen würde. Der mir logisch erscheinende erste Schritt bestand für mich deshalb darin, Ausbildungen zu machen.

Gleichzeitig analysierte ich unaufhörlich die Praxiserfahrungen, die ich bei den alternativen Behandlungen meiner Patienten sammelte. Über die Jahre hinweg entstand so für mich ein Erklärungsmodell, das aus drei Teilen besteht.

Der psychische Teil

Es schien mir von Anfang an nur logisch zu sein, dass ich die Wirkung des Magnetismus nicht erfassen können würde, ohne mich eingehend mit der menschlichen Psyche, dem Gehirn und den Wechselwirkungen zwischen Körper und Geist zu befassen. Mit all den Dingen also, die ich bei meinem Studium außen vor gelassen hatte, wenn ich die Wahl hatte.

Ich fing mit einer NLP-Ausbildung an, wohl auch, weil NLP, das für *Neurolinguistisches Programmieren* steht, damals gerade viel Aufmerksamkeit bekam. Anfang der 1970er-Jahre hatten es der damalige Mathematikstudent und spätere Psychologe Richard Bandler sowie der Linguist John Grinder an der *University of California* in Santa Cruz entwickelt. Im Grunde ist NLP keine eigene wissenschaftliche Richtung, sondern eine Sammlung von Methoden und Kommunikationstechniken, die psychische Abläufe im Menschen beeinflussen. Darin enthalten sind zum Beispiel Ansätze aus der Gestalttherapie, der Hypnotherapie und den Kognitionswissenschaften.

Tatsächlich öffnete mir die Auseinandersetzung mit NLP die Augen für etwas, das ich mit dem Magnetismus direkt in Verbindung bringen konnte. Ich lernte das Phänomen der

induzierten, also durch bewusste Interventionen herbeige-
führten Trance kennen. Sie ist ein Hauptbestandteil von NLP
und, wie ich inzwischen weiß, auch ein Hauptbestandteil
des Magnetismus.

Trance, ein Sammelbegriff für veränderte Bewusstseinszu-
stände, die mit tiefer Entspannung und einer Ausschaltung
des logisch reflektierenden Verstands einhergehen, passte
zu dem, was ich selbst bei meinen Behandlungen erlebte. Etwas veränderte sich dabei in meinem eigenen Bewusstsein
und wohl auch in dem meines jeweiligen Gegenübers. Das
war mir längst aufgefallen, aber erst jetzt dachte ich richtig
darüber nach.

War das womöglich mehr als jene bestimmte Stimmung,
die bei einer so besonderen Begegnung wie der zwischen
einem Arzt und einem Patienten aufkam? Würde sich dieses »Mehr« wissenschaftlich erfassen lassen und konnte es
körperliche Heilungsprozesse beeinflussen, beschleunigen
oder auf irgendeine andere Weise zu ihnen beitragen? War
es eine Art von Trance? Und, wenn ja, warum und wie genau
entstand sie?

Was mir NLP bei der Beantwortung dieser Fragen als wissenschaftliche Grundlagen bot, reichte mir allerdings bald
nicht mehr aus. Weshalb ich mich als Nächstes zu einer Ausbildung in Verhaltenstherapie entschloss. Die absolvierte ich
auch wegen dem großen Arzt, Neurophysiologen und Tie-
fenpsychologen Sigmund Freud. Als Bewunderer Franz Anton Mesmers war Freud überzeugt gewesen, dieser umstrit-
tene Magnetiseur habe im Grunde mit Hypnose gearbeitet.

Mesmer hätte dem wohl widersprochen, doch nach allem, was sich heute wissenschaftlich absichern lässt, traf Freud damit einen Punkt. Denn Mesmer bediente sich der Literatur über sein Wirken zufolge offenbar tatsächlich unwillkürlich und intuitiv einiger Techniken der induzierten Trance und der Meditation.

Auch heute noch sind die Freudianer, also die zeitgenössischen Anhänger der Lehre Freuds, gut auf Mesmer zu sprechen. Hätte ich ihnen damals von meiner Arbeit und meinem Streben, den Magnetismus wissenschaftlich zu erklären, berichtet und um einen Ausbildungsplatz gebeten, hätten sie mich wohl bereitwillig aufgenommen. Ich entschied mich deshalb lieber für die Verhaltenstherapie, weil sie von allen Formen der Psychotherapie der Medizin am nächsten ist. So wie gute Ärzte evaluieren, warum Krankheiten auf eine bestimmte Weise verlaufen, evaluieren Verhaltenstherapeuten, warum ihre Klienten auf eine bestimmte Weise handeln.

Tatsächlich konnte ich, nachdem ich 2004 meine Ausbildung zur Verhaltenstherapeutin abgeschlossen hatte, erste Schlüsse über die möglichen Wirkungsmechanismen des Magnetismus ziehen, sie weiterverfolgen und mit meinen eigenen Erfahrungen und Beobachtungen abgleichen. Dabei konnte ich absichern, dass bei der heilenden Wirkung des Magnetismus zwei Dinge eine Rolle spielen: ein meditativer beziehungsweise trancehafter Zustand und etwas, das sich am besten mit dem modernen Begriff *Brainspotting* beschreiben lässt.

Brainspotting ist eine psychotherapeutische Methode zur Traumaverarbeitung, die der amerikanische Psychotherapeut und Psychoanalytiker David Grand im Jahr 2003 benannte und bekannt machte. Aber der Reihe nach.

Trance und Meditation

Bevor ich Dr. Kanzian kennengelernt hatte, bevor ich mich überhaupt mit Magnetismus befasst hatte, war mir bereits eine Sache aufgefallen. Es gab Patienten, die mir überall hin folgten. Egal in welches Krankenhaus ich wechselte, sie zogen mit. Von der Wiener Universitätsklinik über die Privatklinik Döbling, wo ich ein Jahr lang eine Röntgenstation aufbaute, bis ins Kaiser-Franz-Josef-Spital. Wenn das Gespräch darauf kam, meinten sie, ich würde ihnen »Kraft geben«. Sie empfanden das so, weil ich eine gute und leidenschaftliche Ärztin war, mir Zeit für sie nahm und ihnen immer alles ausführlich erklärte, vermutete ich. Doch im Zuge meiner nun genaueren Beobachtungen und Analysen meiner Behandlungen und ihrer Ergebnisse fiel mir etwas Seltsames auf: Meine Patienten hatten vor allem dann den Eindruck, ich würde ihnen »Kraft geben«, wenn ich selbst gerade sehr müde war.

Ich hatte als junge Ärztin wie gesagt zwei kleine Kinder und einen Ehemann. Ich war rund um die Uhr im Einsatz und ständig an meinen Grenzen. An Nachmittagen, an denen ich bereits 36 Stunden gearbeitet hatte und dementsprechend erschöpft war, fühlten sich meine Patienten ganz besonders durch mich gleichsam aufgeladen. Wie war das möglich? Damals schüttelte ich den Kopf darüber. Nun fiel es mir wieder ein und mit meinem neuen verhaltenstherapeutischen Wissen fand ich tatsächlich eine mögliche Erklärung dafür. In meinen Phasen völliger Erschöpfung hatte ich mich einem meditativen Zustand angenähert, der die Übertragung von Energie begünstigt.

Sie kennen dieses Gefühl bestimmt. Sie arbeiten den ganzen Tag, haben die Nacht davor wenig geschlafen und der Dienstschluss ist noch immer in weiter Ferne. Sie haben vielleicht keine Patienten, aber dafür Kunden, die betreut werden wollen, oder Projekte, die keinen Aufschub dulden. Sie müssen Ihren Verpflichtungen nachkommen, mit Menschen sprechen, agieren, reagieren. Sie sind zwar noch anwesend, aber Sie folgen längst eher Erfahrungen und Instinkten, als noch wachen Geistes bei der Sache zu sein. Anscheinend ähnelt dieser Zustand einem meditativen und meine Patienten profitierten davon.

Auch wenn meine Enkelkinder mich ganz schön auf Trab halten, ist mein Leben heute wesentlich entspannter als damals. Ich muss aber auch nicht mehr überarbeitet sein, um meinen Patienten Energie zu geben. Ich kann auch so während den Behandlungen in einen leicht trancehaften, meditativen Zustand gelangen, einfach weil ich den Übergang vom Normalzustand dorthin inzwischen so gut kenne, dass ich ihn jederzeit beschreiten kann. Gleichzeitig versuche ich inzwischen bewusst, meine Patienten in diesen Zustand mitzunehmen, bei ihnen also gleichsam eine Trance zu induzieren. Dies unter anderem über meine Mimik, meine Gestik und meine Stimme. Anscheinend hatte ich, vielleicht gefördert durch mein Nahtoderlebnis, wie viele Menschen immer schon ein gewisses Talent dafür. Doch was genau ist nun induzierte Trance?

Freuds Vorbewusstsein

Ich führe meine Patienten offenbar in einen Bereich des Bewusstseins, den Freud das Vorbewusstsein nannte. Es steht in seinem Modell des inneren Menschen zwischen dem Bewussten und dem Unterbewussten. Es umfasst im Gegensatz zum Unbewussten Dinge, die uns grundsätzlich bewusst sein könnten, etwa wenn wir danach suchen würden, es aber im Moment nicht sind. In diesem Zustand ist unser Wille noch aktiv, wir sind allerdings entspannt genug, um besondere Zugänge zu unserem Unterbewusstsein zu haben.

Induzierte Trance und meditative Zustände kommen deshalb in vielen Therapieformen zum Einsatz. So dringen Therapeuten etwa bei der *In-sensu-Exposition*, einer bei Angststörungen angewendeten Therapie, in das Vorbewusstsein von Patienten ein, um verdrängte oder verschüttete Erinnerungen an die Oberfläche zu bringen.

Auch die klassische Medizin bezieht sich vielfach auf meditative Zustände. So zeigten Magnetresonanztomografien, kurz MR-Untersuchungen, dass sich bestimmte Zonen im Gehirn durch Meditation aktivieren oder deaktivieren lassen.

Auch ich habe mich als Ärztin bereits, ganz unabhängig vom Magnetismus, der Meditation und der induzierten Trance und somit des vorbewussten Zustands bedient. Etwa bei Bestrahlungen von Mammakarzinomen. Denn im Zuge der Entwicklung der Strahlentherapie, die 1896 begann, zeigte sich, dass ein ruhiger Körper und eine dementsprechende Atmung ihre Erfolgsaussichten verbessern. Heute wenden wir Strahlentherapeuten deshalb das sogenannte *Atem-Gating* an, eine Technik, die Atmung zu regulieren und nur dann zu bestrahlen, wenn der Körper zwischen den Atemzügen gerade unbewegt und ruhig oder in einer bestimmten Atemphase ist. Früher nutzte ich die Meditation, um diesen ruhigen Zustand zu erreichen.

Der Grund dafür hat nichts Geheimnisvolles. Während der normalen Atmung bewegt sich der Brustkorb, was besonders bei Mammakarzinomen die Bestrahlung erschwert. Befinden sich Patientinnen allerdings in einem meditativen Zustand, wechseln sie in die Bauchatmung, auch Entspannungsatmung genannt. Ich machte deshalb mit meinen Patientinnen während der Vorbereitung auf die Bestrahlung Entspannungsübungen, um einen meditativen Zustand zu erreichen und die Bauchatmung auszulösen.

Auch dafür wäre ich im Normalfall belächelt worden. Doch zu diesem Zeitpunkt war meine Ausbildung in Verhaltenstherapie, zu deren ganz normalem Handwerkszeug solche Interventionen gehören, bereits abgeschlossen. Ich konnte deshalb offiziell und ohne schiefe Blicke meiner Kollegen einfache

Maßnahmen setzen, deren Existenz und Bedeutung mir erst durch den Magnetismus klar geworden waren.

Um diese Maßnahme besonders effizient einsetzen zu können, ging ich nach einer bestimmten Methode vor. Probieren wir sie kurz miteinander aus.

Wählen Sie ein Ruhebild. Denken Sie dazu an etwas, das Sie glücklich macht. An einen bestimmten Ort, an dem Sie sich entspannen können. An eine Farbe, die Sie mögen, oder an eine schöne Erinnerung. An irgendetwas eben, das Sie mit positiven, entspannenden Gefühlen verknüpfen. Ihr Ruhebild darf weder ein Mensch noch ein Tier sein, denn Menschen und Tiere vergehen.

Setzen Sie sich nun bequem hin. Entspannen Sie sich und holen Sie sich dieses angenehme Gefühl, das Sie mit Ihrem Ruhebild verbinden. Gehen Sie mit diesem Gefühl in Ihrer Erinnerung zurück und holen Sie sich die Situation vor Augen, in der Sie dieses Gefühl schon einmal, vielleicht zum allerersten Mal, hatten. Versetzen Sie sich in diese Situation und wählen Sie dafür ein Codewort.

Ein Beispiel: Eine Patientin wählte als Ruhebild den Wald, weil sie sich im Wald sicher fühlte, sich dort besonders gut entspannen konnte und ihn insgesamt als wohltuend und heilend empfand. In ihrer Erinnerung stieß sie auf Waldausflüge, die sie und ihre Brüder in ihrer Kindheit mit ihrem Großvater unternommen hatten. Besonders unvergesslich waren ihr die Momente, wenn sie die Wege verließen, umherstreiften und zwischen dunkelgrünen Moospölstern Steinpilze entdeckten. Das war nun ihr Codewort: Moos.

Schreiben Sie Ihr Codewort auf einen Zettel und bewahren Sie ihn auf. Es ist immer gut, es einmal aufgeschrieben zu haben. Dadurch kann das Ruhebild aufgrund der Haptik besser im Gehirn fixiert werden.

Dieses Codewort kann Ihnen nun dabei helfen, sich in entspannte, meditative Zustände zu bringen.

Ich setzte die Codewörter meiner Patientinnen im Gespräch mit ihnen ein, um sie von der Brust- zur Bauchatmung zu führen. Wie gesagt befanden sie sich am Ende nicht in einem Hypnosezustand, in dem sie ihre Lage nicht mehr selbst kontrollieren hätten können. Sie konnten weiter mit mir kommunizieren. Dennoch ist dieser leicht meditative Zustand mit einer Trance vergleichbar. Was mir eine weitere Möglichkeit eröffnete. Bevor ich sie wieder herausholte, gab ich ihnen den Auftrag, immer wenn sie sich ihr Codewort und ihr gewähltes Ruhebild in Erinnerung riefen, sofort wieder in diesen Zustand der Entspannung zu wechseln.

Im Zuge der Computertomografie-Untersuchungen trugen wir dieses Codewort sogar in die Krankengeschichte ein. Dort stand dann eben »Moos« oder auch »Kachelofen« oder »Gustav Mahler«. Sobald die Patientinnen wieder auf dem

Bestrahlungsgerät lagen, sprach die Assistentin das jeweilige Wort aus. Prompt wechselte die Patientin von der Brust- in die Bauchatmung.

Die Videoaufnahmen, die während der Bestrahlungen entstanden, sprachen für sich. Darauf war eindeutig zu sehen, dass sich der Brustkorb während der induzierten Trance überhaupt nicht mehr bewegte. So konnten wir überaus komplexe und zielgenaue, das Herz unserer Patientinnen schonende Bestrahlungen durchführen. Außerdem war es den Patientinnen möglich, die erlernte Entspannung durch einen posthypnotischen Auftrag auch zu Hause durchzuführen.

Traumabehandlung

Inzwischen hat die Medizin längst verstanden, dass derartige tranceartige, leicht meditative Zustände bei der Heilung auf vielen Ebenen ein kraftvolles Werkzeug sein können. Damals stellte sich mir aber eine darüber hinausgehende Frage: Jener Zustand mag gleichsam die nonverbale, als Übertragung von Energie empfundene Kommunikation zwischen Ärzten und Patienten verstärken oder überhaupt erst ermöglichen und damit den Allgemeinzustand der Patienten verbessern und ihre Selbstheilungskräfte anregen. Aber war das alles? War es so einfach? Oder steckte hinter diesem Phänomen, das offenbar auch Mesmers Behandlungen begleitete, noch mehr?

Heute hat die Medizin auch längst verstanden, dass unbewusste Traumata, posttraumatische Belastungsstörungen und andere versteckte psychische Leiden auch auf unsere körperliche Gesundheit zurückwirken. Das ist wirklich nichts Neues mehr. Es ist auf vielen Ebenen diskutiert, erforscht und dokumentiert.

Magnetismus ist, fand ich heraus, eine der Möglichkeiten, Traumata aufzulösen und die Betroffenen dabei auch von den körperlichen Manifestationen dieser Traumata zu befreien, ohne auch nur ein einziges Wort über ihre Art, ihre Entstehung und den mit ihnen einhergehenden seelischen Schmerz zu sprechen. Magnetismus kann sogar Traumata auflösen, deren Inhalte weder der Magnetiseur noch der Patient kennt, auch Traumata, die keinem von beiden bewusst sind. Wie geht das?

Brainspotting

Bevor ich Ihnen erkläre, was Brainspotting ist und was es mit meditativen Zuständen, dem Magnetismus und seinen Wirkungsmodellen zu tun hat, möchte ich Ihnen eine Geschichte aus meinem Berufsleben erzählen.

Vor vielen Jahren behandelte ich eine 74-jährige Patientin, die zur Bestrahlung ihres Rektumkarzinoms, also ihres Enddarmkrebses, zu mir kam. Sie war eine besonders freundliche Dame, die ihren Mann und ihre Tochter zum Erstgespräch mitbrachte. Als ich alle drei in mein Zimmer bat, bestand sie allerdings darauf, alleine einzutreten. Das war durchaus verwunderlich, denn die meisten Patienten hatten ihre Angehörigen bei diesen Gesprächen gerne dabei.

Nach unserem Gespräch leiteten meine Kollegen die erste Bestrahlung gemäß meiner Planung ein. Insgesamt würde die Patientin demnach 25 Bestrahlungen brauchen. Schon nach der dritten war aber zunächst einmal Schluss. Die Nebenwirkungen waren zu schlimm. Ich hatte selten jemanden gesehen, der schon nach drei Einheiten dermaßen litt. Sie war schmerzerfüllt und völlig erschöpft.

In der Medizin ist wie gesagt nicht alles erklärbar. Die Patientin hätte rein medizinisch-technisch, rein wissenschaftlich betrachtet keine derartigen Nebenwirkungen haben dürfen. Denn zu nachweisbaren Nebenwirkungen kommt es bei einer aus 25 Einheiten bestehenden Bestrahlungstherapie gewöhnlich frühestens nach der zehnten. So schwere Nebenwirkungen konnte es nach der dritten Bestrahlung einfach nicht geben. Ich nahm an, dass es dafür noch andere Gründe geben musste als die Bestrahlung selbst.

Als die behandelnden Kollegen nicht weiterwussten, kamen sie einmal mehr zu mir und ich behandelte die alte Dame mit Magnetismus. Dabei veränderte sich unversehens ihr Gemützustand, aber nicht zum Guten. Sie erlitt eine schwere Panikattacke. Als ausgebildete Verhaltenstherapeutin ahnte ich, dass sie an einer womöglich schon lange verschleppten posttraumatischen Belastungsstörung oder etwas Ähnlichem litt.

Ich beobachtete sie bei der nächsten Bestrahlung genauer. Nach wenigen Minuten setzte sichtlich Angst bei ihr ein. Neben Atembeschwerden, einer erhöhten Herzfrequenz und bestimmten Bewegungsmustern bemerkte ich auch ein Zittern ihrer Hände und ihres ganzen Körpers. Die Bestrahlung reaktivierte also ein traumatisches Erlebnis, das der Magnetismus und die meditative Entspannung an die Oberfläche gebracht hatten. Das war meine Schlussfolgerung. Die Nebenwirkungen entstanden demnach aller Wahrscheinlichkeit nach nicht durch die Bestrahlung selbst, sondern durch das damit aktivierte traumatische Geschehen.

Ich wechselte nun in die Rolle der Verhaltenstherapeutin und sprach mit ihr, um herauszufinden, was mit ihr los war. Es stellte sich heraus, dass sie ein Kind, einen Sohn aus erster Ehe, an einen Hirntumor verloren hatte. Weder ihre mittlerweile erwachsene Tochter noch ihr zweiter Mann wussten von ihrer früheren Ehe und von diesem verlorenen Kind.

Solche Traumata lassen sich in der Verhaltenstherapie naturgemäß nicht in zehn Minuten aufarbeiten. Im Zuge mehrerer Sitzungen tauchten wir tiefer in ihre verdrängten Erinnerungen ein. Sie schilderte mir, wie es war, ihren Sohn zu verlieren, wie sie gelitten hatte, wie sie ihn in seinen letzten Stunden begleitete und unter welchen Schmerzen er sterben musste. Wir sprachen über Verzweiflung und Hilflosigkeit, über Schuldgefühle und Wut, über Tränen und Einsamkeit. Dabei hörte ich auch als Ärztin zu und interessanterweise glichen ihre Reaktion auf die Strahlentherapie und die Nebenwirkungen, über die sie klagte, den Symptomen, die ihr Sohn im Rahmen der Behandlung und schließlich auch kurz vor seinem Tod durchlitten hatte.

Das menschliche Gehirn hat die Gabe, quälende Erlebnisse zu verdrängen. Die Patientin hatte ihrer zweiten Familie dieses Drama gar nicht absichtlich verschwiegen, sie hatte es einfach so lange verdrängt, bis sie selbst nichts mehr davon wusste. Erst ihre eigene Bestrahlung reaktivierte diese Erinnerungen, weil ihr Sohn nach der Chemotherapie ebenfalls eine Strahlentherapie erhalten hatte. Was für uns nach klassischen Nebenwirkungen zu einem ungewöhnlich frühen Zeitpunkt ausgesehen hatte, war also in Wirklichkeit eine somatische Reaktion ihres Körpers auf das frisch reaktivierte Trauma gewesen.

In unseren Gesprächen durchlief die Patientin nun noch einmal alle Phasen des Schmerzes, die sie beim Verlust ihres Sohnes erlebt hatte. Ihr Unterbewusstsein musste sich danach nicht mehr über Nebenwirkungen zu Wort melden. Wir konnten die Bestrahlung fortsetzen und sie verlief erfolgreich. Bei der letzten wichtigen Besprechung trat sie nicht mehr allein in mein Zimmer. Diesmal waren ihr Mann und ihre Tochter dabei.

Traumata sichtbar machen

Gemäß dem modernen medizinischen Wissen gibt es fünf Faktoren, die Krebserkrankungen auslösen können: Die ersten vier sind die Genetik, Toxine wie Nikotin oder Alkohol, immunbiologische Faktoren, also ein für die Abwehr von Krebszellen zu schwaches Immunsystem, und aktinische Einflüsse, also ultraviolette, radioaktive oder andere Strahlen. Der fünfte Faktor sind psychologische und psychosomatische Probleme.

Je nach den soziobiologischen Faktoren und der Genetik kann sich eine schwere psychische Belastung auf unterschiedliche Arten äußern.

Manche Betroffenen entwickeln ein Magengeschwür, andere leiden an Depressionen und wieder andere können an Krebs erkranken. Als Verhaltenspsychologin weiß ich, dass eine entsprechende Psychotherapie Erkrankungen, die als Reaktion auf schwere Traumata entstehen, verhindern, verzögern oder zu ihrer Heilung beitragen kann. Dabei kann der Magnetismus eine Rolle spielen. Er ist unter anderem ein Weg, die Hintergründe eines Leidens näher an die Oberfläche zu bringen, wie es auch das beschriebene Beispiel zeigt.

Die Macht der Mikrotraumata

Die klassische Medizin befasst sich vor allem mit der Pathogenese, also mit der Entstehung und Entwicklung von Krankheiten. Wir Ärzte kennen allerdings auch die sogenannte Salutogenese, also die Entstehung und Erhaltung der Gesundheit.

Nach dem Salutogenese-Modell ist Gesundheit nicht als fixer Zustand, sondern als Ziel eines komplexen Prozesses zu verstehen. Ein Mittel, um bestimmte Mikrotraumata, die den Betroffenen gar nicht bewusst sind, freizusetzen und sie damit behandelbar zu machen, ist da wertvoll. So lassen sich spätere psychosomatische Krankheitsverläufe verhindern. Auch hier findet eine Art *Brain Change* statt. Das Gehirn verändert sich, und zwar im Sinne einer Erhaltung der Gesundheit.

Magnetismus kann zwar wie im körperlichen Bereich auch im psychischen eine Therapie niemals ersetzen, aber er kann sie als Methode zum nonverbalen Brain Change begleiten und unterstützen und dementsprechend dazu beitragen, Krankheiten, die mit Traumata assoziiert sind, zu verhindern, zu verzögern oder zu heilen. Warum ist das so?

Magnetismus löscht Bilder

Vorweg ein Beispiel: Ein Patient mit einer posttraumatischen Belastungsstörung kann in der Folge an Rückenschmerzen leiden. Arbeite ich mit meinen Händen dort, wo er die Rückenschmerzen hat, scheint das verdrängte Erinnerungen mobilisieren zu können. Der Patient setzt sich dann mehr oder weniger bewusst mit dieser Erinnerung auseinander. Ein Prozess läuft ab, der zur Erosion und schließlich zur Auflösung der Belastungsstörung führt. Sein Rücken wird besser. Was genau passiert da?

Beim Magnetismus arbeite ich nicht wie in der Verhaltenstherapie inhaltlich, also nicht über das Gespräch, sondern prozessorientiert. Ich bringe meine Patienten in jene entspannte, meditative, tranceartige Situation, in der die Bilder, um die es geht, von selbst vor ihnen auftauchen und in der sie von selbst auf diese Bilder zugreifen. Doch es geht wie gesagt nicht nur um das bloße Identifizieren von Traumata und Mikrotraumata, sondern auch um die Befreiung davon.

Die alten Komplementärmediziner wie Samuel Hahnemann, der die Homöopathie begründete, glaubten nicht ohne Grund bereits im 19. Jahrhundert, der Magnetismus würde »Bilder löschen«, wie sie es nannten. Genauer erklären konnten sie das noch nicht. Es gab noch keine Verhaltenstherapie und damit auch kein Vokabular für das Phänomen. Überhaupt war die Behandlung posttraumatischer Belastungen zu jener Zeit noch kein Thema. Diese Mediziner wussten nur, wenn Patienten magnetisiert werden, können sie innere Bilder »verlieren«, auf welche Art auch immer.

Das Typische an derartigen Belastungsstörungen ist, dass die damit verbundenen Bilder oft unversehens im Kopf auftauchen. Die Betroffenen sitzen irgendwo, warten auf den Bus oder sehen fern und auf einmal haben sie eine Panikattacke, wissen nicht warum und können die Eindrücke, die mit ihr einhergehen, weder benennen noch einordnen. Schließlich sind sie ihrem Bewusstsein normalerweise verborgen. Sie können sie dementsprechend auch nicht be- und verarbeiten.

Durch den Magnetismus können die Bilder aus der dunklen Welt des Unbewussten an die Oberfläche gelangen. Ich sehe das oft in den Augen meiner Patienten. In der tiefen Entspannung verliert sich ihr Blick. Er wirkt leer, aber inzwischen weiß ich, dass er das nicht ist. Er ist auf eine Art nach innen gerichtet. Es findet ein Brain Change statt, ohne dass sie es richtig merken.

Mehr als »ins Narrenkastl schauen«

Oft geht dieser scheinbar leere Blick in eine bestimmte Richtung. Während meinen Ausbildungen in den Bereichen Verhaltens- und Traumatherapie habe ich gelernt, dass solch ein Blick in einer entspannten Situation oft mehr als ein bloßes Ausklinken bedeutet. Die Erklärung dafür lieferte der Psychotherapeut und Psychoanalytiker David Grand mit dem Brainspotting. Gemäß dieser verhaltenstherapeutischen Technik für die Bearbeitung traumatischer Belastungen sind bestimmte Augenstellungen repräsentativ für Ereignisse, die im Großhirn abgespeichert sind. Die Blickrichtung der Patienten entspricht der Repräsentation des Traumas im Gehirn.

Brainspotting lässt sich durchaus mit dem Blick »ins Narrenkastl« vergleichen. Ich selbst gerate leicht in diesen entspannten Zustand. Mein Blick bleibt hängen und ich fühle mich gedanklich leer, aber zufrieden. Ich erinnere mich, wie mich mein damals sechsjähriger Sohn einmal fragte, wieso ich ihn so anstarre.

»Ich schaue nur ins Narrenkastl«, erwiderte ich und wunderte mich ein wenig, weil mein Blick offenbar so eine klare Richtung gehabt hatte.

Therapeuten versuchen nun, mit der Technik des Brainspotting die »Spots« im Gehirn zu identifizieren, in denen die Traumata liegen. So können sie auf die verdrängten Erinnerungen und Verletzungen zugreifen, sie benennen und sie schließlich gemeinsam mit ihren Patienten aufarbeiten.

Auch als Magnetiseurin arbeite ich mit diesem auf eine bestimmte Art fokussierten Blick. Ich bemerke es sofort, wenn meine Patienten ihn bekommen. Ich kann meine Hände und mich selbst bewegen, wie ich will, sie folgen mir nicht mehr. Sie halten ihren Blick immer auf den gleichen Punkt gerichtet, weil sie sich bereits im Vor- oder Unterbewusstsein befinden. Ich weiß dann, sie bearbeiten gerade ein Problem in ihrem Gehirn, und ich unterstütze sie dabei, indem ich mich mit meinen Bewegungen an ihrer Blickrichtung orientiere und mich auf den Kopf beziehungsweise ihre obere Körperhälfte konzentriere. In dem Bewusstsein, dass sie den Spot ihres Traumas im Gehirn gefunden haben, ziehe ich es einfach ab. Ich ziehe das Trauma sozusagen aus ihrem Körper heraus.

Manchmal sprechen wir dann darüber, aber eigentlich ist das nicht nötig. Sie selbst haben gerade an ihrem Problem gearbeitet. Ich habe sie wie gesagt nur dabei unterstützt. Ich habe ihnen geholfen, ihr Vorbewusstsein für bestimmte Erinnerungen zu öffnen. Ein faszinierender Prozess. Oft weinen die Patienten, sobald sich ihr Blick wieder entspannt. Ich frage nie, wieso. Ich sage dann nur: »Lassen Sie es hier.«

Traumata müssen nicht immer schwerwiegend und von schrecklichen Erlebnissen ausgelöst sein. Sie müssen sich auch nicht immer in organischen Leiden bemerkbar machen. Doch auch kleine, tief liegende unbearbeitete Probleme können irgendwann unseren Körper beeinflussen und zu Diagnosen führen, deren Ursachen für Ärzte dann zunächst oft rätselhaft sind. Der Magnetismus kann helfen, das zu vermeiden.

Schneller als Freud

Wir alle haben Mikrotraumata. Ein beleidigendes Wort in einer falschen Situation oder von einem Menschen, der uns damit enttäuscht. Die Scham über einen Fehler, den wir gemacht und den alle anderen nach wenigen Minuten wieder vergessen haben. Der tragische Tod eines Haustiers. Oft wirken diese Mikrotraumata für Außenstehende lächerlich, doch für uns selbst sind sie unangenehm.

Erkennen kann hier helfen. »Die Diagnose ist die Therapie«, meinte bereits Freud. Bei ihm dauerte es oft Jahre, bis die Patienten auf seiner Couch so weit waren, ihre tiefen Traumata zu erkennen und aufzuarbeiten. Meine Magnetismus-Behandlungen sollen Psychotherapien wie gesagt nicht ersetzen und lassen sich auch nicht dagegen aufrechnen. Ihre Ziele sind aber die gleichen und auch ihre Effekte entsprechen einander, bloß ist das prozessorientierte Arbeiten im Vergleich zum inhaltlichen wesentlich weniger zeitintensiv.

Freud platzierte seine Patienten auf seiner Couch und versetzte sie in einen meditativen Zustand, um in ihrer Erinnerung wiederzuerwecken, was sie Jahre oder Jahrzehnte davor erlebt hatten und was nun ihr Unterbewusstsein belastete. Gemeinsam mit ihnen betrachtete er dann diese Erinnerungen, um ihnen den Schrecken zu nehmen. Ich platziere meine Patienten auf einem alten Holzstuhl, den schon mein Lehrer Dr. Kanzian benutzte, versetze sie ebenfalls in einen meditativen Zustand, in dem sie aus guten Gründen verdrängte Erinnerungen intuitiv aufrufen können, und helfe ihnen dann mithilfe von Brainspotting dabei, diesen Erinnerungen selbst den Schrecken zu nehmen. Was Psychotherapeuten mit Worten machen, mache ich mit meinen Händen. Dass die Magnetiseure des 19. Jahrhunderts diese Möglichkeit auch schon lange vor der Erfindung der Verhaltenstherapie und des Brainspotting erkannt haben, zeigt, wie sehr es nichts weiter als die Überheblichkeit der Lebenden gegenüber den Vergangenen ist, wenn wir ihr Wirken mangels Wissenschaftlichkeit gleich als skurril und absurd betrachten.

Der seelische Teil

Wir sind nun in einem Bereich, in dem Rationalisierungsprozesse besonders schwierig sind und in dem die wissenschaftliche Fakten- und Datenlage nach wie vor relativ dünn ist. Die Erklärungsmodelle und Theorien über die Wirkmechanismen des Magnetismus, die ich in den vergangenen zwanzig Jahren aufgestellt habe, beruhen hier deshalb vor allem auf meinen Beobachtungen und Erfahrungen. Ich lade Sie ein, sie kritisch zu betrachten und sich Ihr eigenes Bild zu machen.

Die Energiehülle des Menschen

Ich beginne mein therapeutisches Vorgehen meist mit dem Abtasten meiner Patienten. Dann ziehe ich wie beschrieben meine Striche, ohne den Körper selbst weiter zu berühren.

Ich bewege mich also, wie es die Magnetiseure nennen, im *Ätherleib*.

Zu Beginn konnte ich mit diesem Begriff wenig anfangen. Etwas Scheu davor verlor ich, als ich las, was der bereits erwähnte Paracelsus, immerhin seit dem Ende des 16. Jahrhunderts einer der berühmtesten europäischen Ärzte, zu diesem Thema zu sagen hatte. Er bezeichnete den Ätherleib als *Archäus* beziehungsweise *Archaeus* (vom griechischen ἀρχαιος für »alt«) oder etwa auch als *Spiritus Vitae* (ein lateinischer Begriff, der so viel wie »Geist des Lebens« bedeutet).

Der Ätherleib forme sich nach dem äußeren Menschen gleich dessen Schatten an der Wand und sei gleichsam der Schatten seines Inneren, glaubte Paracelsus. Dieser Schatten »wirkt in allen Leibesgliedern und gibt ihnen ihre spezifische Bildung, ihr Wesen und ihre Natur«, heißt es im Originaltext.

Der Ätherleib ist auch in den Lehren der modernen Theosophie, die religiös-mystische Denkansätze vereint, und in der von dem Österreicher Rudolf Steiner entwickelten Anthroposophie eines von sieben Gliedern, Prinzipien oder Teilen des menschlichen Wesens. Schon im altindischen Sanskrit gab es dafür einen Namen, der übersetzt so viel wie »Astralkörper« bedeutet.

Stellen Sie sich den Ätherleib, der sich für mich bei jedem Menschen anders anfühlt, wie das Energiefeld eines Menschen vor. Dieses vom Körper gespeiste Energiefeld kann stärker oder schwächer sein. Während ich Magnetismus betreibe, spüre ich den Unterschied deutlich. Einen schwachen

Ätherleib nehme ich nur ganz nahe am Körper wahr, als dünne Schicht, die sich um den Körper legt. Einen starken Ätherleib spüre ich auch noch weiter vom Körper entfernt.

Der Ätherleib ist auch bei ein und demselben Menschen nicht immer gleich stark oder schwach. Ich habe bemerkt, dass er tagesabhängig ist. Je nach ihrer aktuellen Verfassung können meine Patienten ganz unterschiedliche Energiefelder haben. Auch Erkrankungen spielen eine Rolle. Sie stören den Ätherleib. Bei schwer kranken Menschen wie etwa Krebspatienten spüre ich manchmal gar keinen Ätherleib. Auch wenn ich mir nach wie vor nicht genau erklären kann, was dieser Ätherleib genau ist, erkenne ich doch eindeutig, wo und wann er stark oder schwach ist.

Für mich fühlt er sich wie ein Luftpolster an. Komme ich dem Körper näher, nehme ich eine Art Widerstand wahr und es ist, als würde ich dort Luft zusammendrücken. Während manche Menschen erklären, den Ätherleib farbig wahrnehmen zu können, spüre ich lediglich diesen Widerstand.

Interessanterweise ist der Ätherleib meinen Beobachtungen zufolge auch in verschiedenen Bereichen des Körpers unterschiedlich stark. Daraus kann ich während den Behandlungen Schlussfolgerungen ziehen. Ein starker Ätherleib ist dabei nicht immer ein gutes Zeichen. So etwa spüre ich bei Patienten mit wiederkehrenden negativen Gedankenschleifen, die vielleicht schon an einem Burn-out oder an Depressionen leiden, besonders viel Energie im Kopfbereich.

Ich versuche mit den Techniken des Magnetismus jeweils, den Ätherleib auszugleichen, ihn sozusagen neu zu modellieren und das Energiefeld zu harmonisieren. Ich sage dann zum Beispiel zu einem Patienten: »Ihre linke Körperhälfte hat viel weniger Energie als die rechte. Ich gleiche das jetzt aus.«

Übernommene Schmerzen

Ab und zu kommt es vor, dass Patienten, die einen besonders starken Ätherleib haben und besonders gut auf meine Behandlung ansprechen, ihre Beschwerden auf mich übertragen. Jemand hat Probleme mit der Schulter und auf einmal schmerzt auch meine Schulter. Wenn wir nicht darüber gesprochen haben, frage ich dann: »Ist mit Ihrer Schulter alles in Ordnung?« Meistens antworten sie dann, dass sie genau in diesem Bereich Schmerzen haben, und fragen, wenn sie mich noch nicht kennen: »Woher wissen Sie das?«

Anfangs wusste ich nicht, wie ich mit dieser Übertragung umgehen sollte. Inzwischen kann ich mir auch dieses Phänomen recht gut erklären, auch hier, ohne Anspruch auf wissenschaftliche Vollständigkeit zu erheben. Ich bin mir aber ziemlich sicher, dass die Spiegelneuronen etwas damit zu tun haben müssen.

Die Funktion der Spiegelneuronen

Wie sollte ich jemals rational erklären, dass ich manchmal die Schmerzen meiner Patienten während einer Magnetismus-Behandlung übernehme? Diese Frage ging mir lange durch den Kopf. Hätte ich meinen Kollegen davon erzählt, hätten mich auch jene für verrückt gehalten, die es nicht ohnedies schon taten. Ich behielt dieses Detail meiner Praxiserfahrungen mit dem Magnetismus deshalb für mich und arbeitete an meinen eigenen Erklärungen.

Ich überlegte, dass die Übertragung der Beschwerden von meinen Patienten auf mich etwas mit meiner Körperhaltung zu tun haben könnte. Das erschien mir jedenfalls naheliegend. Vielleicht verkrampfte ich mich auf eine bestimmte Art, wenn ich merkte, dass meine Patienten bestimmte Beschwerden hatten.

Bei Schulterschmerzen war das naheliegender als zum Beispiel bei Magenschmerzen. Dennoch ging ich der Sache nach. Womit ich mit meinen Überlegungen bei den Spiegelneuronen angelangt war, mit denen ich mich bereits gut auskannte, weil sie mich faszinierten. Ich hatte Vorträge darüber gehalten, wie sich diese Spiegelneuronen im Zuge von MR-Untersuchungen nachweisen lassen.

Spiegelneuronen gehören nach wie vor zu den für mich faszinierendsten Bausteinen des Menschen. Diese Nervenzellen im Gehirn sorgen dafür, dass wir Gefühle und Stimmungen anderer Menschen wahrnehmen und nachempfinden können. Sie reagieren genau so, als würden wir etwas, das wir bei einem Gegenüber sehen, selbst ausführen beziehungsweise erleben. Wenn wir sehen, wie sich jemand an einer heißen Herdplatte die Finger verbrennt, ist das auch für uns selbst bis zu einem gewissen Grad eine körperliche Erfahrung und wir verziehen wie unter Schmerzen das Gesicht. Dafür sind unsere Spiegelneuronen verantwortlich.

Die genannten Untersuchungen belegten, dass sie sich so verhalten, als würden wir Ballett tanzen, wenn wir anderen beim Balletttanzen zusehen. Wenn jemand lächelt, lächeln wir ihretwegen automatisch zurück. Sie sorgen dafür, dass wir uns von anderen mit ihrer Freude und ihrem Leid anstecken lassen können. Sie helfen uns auch dabei, zu erkennen, ob die Gefühle, die jemand zeigt, echt sind oder nicht. Deshalb sind sie auch als Simulations- oder Empathieneuronen bekannt.

In der Medizin spielen die Spiegelneuronen bei der sogenannten Spiegeltherapie eine Rolle. Sie kommt unter anderem bei Patienten mit chronischen Schmerzen, halbseitigen Lähmungen, etwa nach einem Schlaganfall, oder auch bei Phantomschmerzen nach Amputationen zum Einsatz und arbeitet mit der Vorstellungskraft und einer optischen Täuschung. Die Patienten sitzen dabei so vor einem Spiegel, dass sie nur ihren gesunden Arm oder ihr gesundes Bein sehen. So machen sie Greifbewegungen oder andere Übungen und verfolgen sie aufmerksam im Spiegel. Auf diese Weise entsteht für sie der Eindruck, ihr eben noch beeinträchtigter Arm sei wieder vollkommen gesund. Das wirkt und viele Krankenhäuser arbeiten damit, doch wie genau die Spiegelneuronen dabei agieren, ist noch nicht restlos geklärt.

Auch ich kann nicht mit letzter Sicherheit sagen, ob wirklich die Spiegelneuronen der Grund für die Übertragung körperlicher Beschwerden von meinen Patienten auf mich sind. Ich war mir aber immer sicher, dass meine Spiegelneuronen gut funktionieren und dass ich mich, besonders während

Behandlungen, in einen Zustand begebe, in dem sie nichts blockiert.

Und noch ein Gedanke macht die Spiegelneuronen zum Teil eines Erklärungsmodells für den Magnetismus: Wenn meine Patienten mir etwas spiegeln, könnte es sein, dass auch ich ihnen etwas spiegle. Gesundheit, Heilung, Energie und Zufriedenheit zum Beispiel. Vielleicht lösen meine innere Ruhe bei den Behandlungen, die streichenden Bewegungen und die induzierte Trance Blockaden, sodass eine Art intensive empathische Wechselwirkung die Dinge im Körper der Patienten zurechtrückt. Auch dazu später noch mehr.

Blockade durch den Verstand

Vor vielen Jahren kam ein Patient mit einem Lungenkarzinom zur Bestrahlung zu mir. Ich behandelte ihn begleitend mit Magnetismus und bemerkte dabei, dass er über einen besonders starken Ätherleib verfügte. Während ich den Ätherleib gleichsam scannte, ohne dabei auf meinen Patienten herunterzusehen, spürte ich ein Stechen im Finger. Als ich nun meinen Blick auf ihn richtete, merkte ich, dass er einen Venflon, also eine Nadel zur Gabe von Infusionen, am Handgelenk trug. Seltsam, dachte ich, ohne dem weitere Beachtung zu schenken.

Zu den möglichen Nebenwirkungen von Bestrahlungen zählen auch Speiseröhrenentzündungen. Ich habe dieses Problem immer im Hinterkopf, ohne bei meinen Magnetismus-Behandlungen konkret daran zu denken oder gar bewusst präventiv in diese Richtung zu arbeiten. Doch bei diesem Patienten bekam ich eines Tages nach der Behandlung Probleme mit meiner eigenen Speiseröhre. Sie schmerzte. Als ich ihn fragte, wie es bei ihm darum bestellt sei, schüttelte er den Kopf. Alles in Ordnung. Seiner Speiseröhre fehlte nichts. Doch drei Tage später rief er an. »Frau Doktor«, sagte er, »jetzt tut meine Speiseröhre weh. Ist das normal?«

Meine eigene Speiseröhre war zu diesem Zeitpunkt wieder völlig in Ordnung und ich fragte mich: Konnte es sein, dass die Übertragung von Beschwerden bei Menschen mit einem starken Ätherleib besonders gut funktioniert? Das war die Art von Puzzlesteinen, mit denen ich mich bei der Erforschung der rationalen Hintergründe des Magnetismus lange befasste. Eine Bestätigung dafür fand ich nicht. Allerdings gibt es tatsächlich etwas, das die Spiegelneuronen stärker oder schwächer arbeiten lassen kann, und das ist unser Verstand.

Interessanterweise kann unser Verstand, wenn wir nicht offen genug sind, die Funktion der Spiegelneuronen blockieren. Wir nehmen dann die Gefühle von anderen zwar noch wahr, reagieren aber nicht mehr darauf. Dann blicken wir jemanden, der uns freundlich anlächelt, mit unbewegtem Gesicht an. Was auch erklären würde, warum Magnetismus bei Menschen, die allzu sehr daran glauben und allzu sehr darauf setzen, schlechter funktioniert. Ich habe es schon gesagt: Bei ihnen habe ich ein Gefühl, als würden sie meine Kreise stören.

Herzschmerz

Eine junge Frau kam zu mir und gemäß meinem ersten Eindruck war sie frei von körperlichen Beschwerden. Das war nichts Neues für mich, denn meine Patienten konsultieren mich aus vielerlei Gründen. Schweigend saß sie auf dem schon leicht knarrenden Behandlungsstuhl in meiner zugegeben nicht gerade pompös eingerichteten Praxis.

Es handelt sich um ein früheres Geschäftslokal in einer Seitengasse einer beliebten Wiener Einkaufsstraße. Der vormalige Verkaufsraum, den eine Jalousie vor den Blicken der Passanten schützt, ist jetzt das Wartezimmer. Ein winziges, dunkles Hinterzimmer mit Küchenblock ist mein Behandlungszimmer. Ich bin mir sicher, dass meine alten Holzmöbel für die Energieflüsse im Körper besser sind als moderne Möbel aus Plastik und Metall, und wie gesagt gibt es bei mir keine Geräte, keine Salben, Tinkturen und Tabletten. Ich arbeite ja nur mit meinen Händen.

Während ich die etwa 35 Jahre alte Frau behandelte, spürte ich einen starken Druck in meiner Brust, ein schweres Gefühl. Nach langer Erfahrung wusste ich das zu interpretieren. Ich kannte das von Menschen, die an einer tiefen Traurigkeit wegen Enttäuschungen in der Liebe, in Freundschaften oder in familiären Dingen litten. Nach einer Weile des Schweigens fragte ich sie während der Behandlung, ob sie reden wolle. Ohne mich anzusehen, schüttelte sie den Kopf. Auch das kannte ich schon. Ich habe oft erlebt, dass Klienten über ihr Problem lieber nicht sprechen. Wenn sie es irgendwann doch tun, geht es um gesellschaftlich geächtete, oft sexuelle Tabus. Weil sie sich dafür schämen, streben sie nach prozessorientierten statt nach inhaltlichen Behandlungsformen und kommen zu mir.

Ich zog also den Herzschmerz meiner Patientin ab. Dabei führte ich die Striche, die ich mit meinen Händen zog, bis hinunter zu ihren Zehen. Das sollte ihr helfen, ihren Schmerz und belastende Gedanken einfach bei mir in der Praxis zu lassen und leichteren Herzens zu gehen, als sie gekommen war. »Die Zeit ist auf Ihrer Seite«, sagte ich am Ende der Behandlung. Sie sah mich verblüfft an und einen Moment lang dachte ich, sie würde doch reden wollen. Dann lächelte sie nur und ging.

Noch zweimal kam sie in relativ kurzen Abständen wieder, dann war sie wieder Teil des großen Lebensflusses mit all seinen Wundern und Problemen da draußen, der ab und zu Menschen für ein paar Zwischenstopps in meine kleine Praxis mit ihrem wackeligen Gründerzeit-Mobiliar spült.

Kognitive Umstrukturierung

Dass sich mit Magnetismus bei Menschen, die sich in einem Zustand meditativer Entspannung befinden, Probleme »abziehen« lassen, lässt sich auch mit einem wissenschaftlich recht gut erfassten Brain-Change-Phänomen erklären, mit der bereits erwähnten kognitiven Umstrukturierung.

Die kognitive Umstrukturierung, ein zentrales Element der Verhaltenstherapie, zielt auf eine Veränderung der gedanklichen Lebenskonzepte von Menschen ab. Experten zitieren zur Erklärung gerne den antiken Philosophen und einflussreichsten Vertreter der späten Stoa, Epiktet. »Nicht die Dinge an sich beunruhigen uns, sondern die Meinungen, die wir über die Dinge haben«, sagte er.

Bei der kognitiven Umstrukturierung geht es darum, bestimmte negative Gedankenmuster, die mit schuld an Ängsten, Depressionen und anderen psychischen und in der Folge auch physischen Beschwerden sein könnten, zu verändern. So etwa neigen depressive Menschen dazu, sich selbst zu sehr zu kritisieren und unangenehme Erfahrungen als selbst verschuldet zu betrachten. Lässt sich das ändern, mildert das in vielen Fällen auch die Depressionen.

Bei der kognitiven Umstrukturierung im klassischen verhaltenstherapeutischen Sinn entwickeln die Therapeuten gemeinsam mit ihren Klienten wiederum im Gespräch Auswege aus diesen negativen, oft schon seit der Kindheit vorhandenen unbewussten Gedankenmustern. Sie zeigen Alternativen dazu auf. Es erscheint mir wissenschaftlich plausibel, dass der Magnetismus, genau wie übrigens auch NLP, diese Umstrukturierung prozessorientiert, also ohne tiefe analysierende Gespräche, ermöglicht. Was wiederum mit einer Entspannung der Nerven zu tun haben könnte.

Bereits Franz Anton Mesmer war sich sicher, dass der Magnetismus die Nerven beeinflusst, und trotz einigen von ihm beschrittenen Irrwegen könnte er in diesem Punkt recht gehabt haben. Wenn dem so ist, stellt das eine bedeutende Wirkmacht des Magnetismus dar. Denn der Mensch verfügt, würden sie alle nacheinander aufgereiht werden, über 780.000 Kilometer an Nervenbahnen. Alle Nervenbahnen des gesamten Nervensystems können bei einem erwachsenen Menschen übrigens ausgebreitet über fünf Millionen Kilometer lang sein.

Die Anspannung von Nerven führt zu einer starken Polarisierung der Nervenzellen. Vereinfacht könnten wir sagen: Der Ladungszustand der Zellen gerät dadurch ins Ungleichgewicht und das ist gar nicht gut. Durch den Magnetismus kommt es möglicherweise zu einer Depolarisierung, also zu einem Ausgleich des Ladungszustands, und einer Entspannung, deren Wirkung über eine Verbesserung unserer allgemeinen momentanen Befindlichkeit und unseres Gemütszustands hinausgeht.

Lassen Sie es mich vereinfacht so erklären: Wenn wir gerade Sport betrieben haben, zum Beispiel schwimmen oder wandern waren, sehen wir die Dinge danach oft etwas anders und meist positiver als davor. Ebenso könnte der Magnetismus in unserem Gehirn neue Denkmuster entstehen lassen, nur nachhaltiger als ein Ausflug in ein Bad oder in die Natur. Er könnte unsere Denkmuster verändern.

Es wird wohl noch einige Jahre dauern, bis die Wissenschaft bereit ist, diesen Fragen mit Studien nachzugehen, und dann noch einmal einige Jahre, bis sie eindeutige Antworten vorlegen kann. Vorerst kann ich aber immerhin so viel sagen: Ich spüre auch bei Menschen mit negativen Gedankenmustern dieses Kribbeln und wenn ich in jenem meditativen Zustand ihren Ätherleib gleichsam streiche,

streiche ich auch ihre Nerven und damit in gewisser Weise ihre Seele. Was dazu führen kann, dass sich, ganz im Sinne von Epiktet, die Meinung, die sie über die Dinge haben, verändert.

Der sechste Sinn

Wem wäre nicht bewusst, dass wir Menschen über so etwas wie einen sechsten Sinn verfügen? Wir nehmen manchmal Dinge wahr, die wir uns nicht erklären können.

Ich erinnere mich an eine Geschichte über Höhlenforscher. Sie waren in einem Höhlensystem unterwegs, mit einem Seil, an dem entlang sie nach der Expedition wieder zurück ans Tageslicht finden wollten. Doch das Seil riss und sie fanden den Rückweg nicht mehr. Mit dem Wissen, nun gefangen zu sein, hatte einer von ihnen, ein erfahrener älterer Forscher, eine Eingebung, die sie alle rettete. Er fand den Weg.

Das ist keine besondere Geschichte. Es gibt viele ihrer Art. Menschen können mit einem Mal auf Wissen zugreifen, von dessen Existenz sie keine Ahnung hatten. Wir haben das ja schon beim verwandten Thema Sense gestreift. Jener Höhlenforscher hatte sein Leben lang bewusst und unbewusst Erfahrungen gesammelt, über Felsformationen, Lichteinfälle, Orientierungshinweise, Luftqualitäten, Bodenbeschaffenheiten, Feuchtigkeitsgrade und Geräuschkulissen. In jenem Moment äußerster Anspannung verdichtete sich dieses Wissen zu einem rettenden Gedanken, der wie von selbst in sein Bewusstsein drang und den er nur noch erkennen, ernst nehmen, aussprechen und gemeinsam mit den anderen umsetzen musste.

Die Evolution hat uns, wohl zur Erhaltung unserer Art, mit einem Mechanismus ausgestattet, der uns in bestimmten Situationen auf diese Weise weiterhilft. Ob wir nun von einem sechsten Sinn sprechen oder von einem Teil unserer Gehirnkapazität, auf den wir nicht willentlich zugreifen können, der uns aber unter bestimmten Voraussetzungen zur Verfügung steht, ist eigentlich egal. Das sind nur unterschiedliche Beschreibungen des gleichen Phänomens. Worum es hier geht, ist vielmehr die Frage, ob der Magnetismus diese Voraussetzungen schaffen oder ihre Entstehung fördern kann, ob er uns also unseren sechsten Sinn zugänglicher und jene Gehirnkapazitäten verfügbarer macht.

Vieles weist darauf hin. Schließlich scheint der Ätherleib allen meinen Beobachtungen zufolge sowohl mit dem organischen als auch mit dem psychischen Menschen in Verbindung zu stehen. Berühre ich den Ätherleib, berühre ich, könnten wir sagen, indirekt seinen Körper ebenso wie seinen Geist und seine Seele.

Eine solche Berührung kann ein starker Trigger sein. Der innere Mensch des Patienten, der Zugriff auf verschollene, verdrängte oder aus anderen Gründen nur im Unterbewusstsein gespeicherte Informationen hat, bewegt sich. Er drängt an die Oberfläche und kann Dinge sichtbar machen, die uns bis dahin verborgen waren.

Wir könnten es so sagen: Der Magnetismus gibt diesem inneren Menschen einen Schubs. Er erwacht und kommuniziert mit uns, manchmal auf vorbewusster, manchmal auf bewusster Ebene.

Die Natur der Seele

Als Ärztin, die zwar neugierig ist und diese Neugierde gerne an den Grenzen des Wissens stillt, sich jedoch mit Rationalität über die Sümpfe der Esoterik hinwegzuretten versucht, will ich mich in das Thema Seele gar nicht zu sehr vertiefen. Ich kann nur so viel sagen: Nach allem, was ich als Ärztin und Magnetiseurin über das Leben gelernt habe, nach allem, was ich beobachtet und analysiert oder zumindest zu analysieren versucht habe, bin ich überzeugt, dass es eine Seele gibt.

Mir fällt dazu noch einmal mein Vater ein, der wie gesagt Tierarzt war. Er war sehr gut in dem, was er tat, und war den Tieren immer nahe. Wenn wir gekocht oder gegrillt haben, schnitt mein Vater zuerst das Fleisch für die Hunde und fütterte sie. Erst danach bekamen unsere Gäste und wir das Essen. Seine beiden Yorkshireterrier vergötterte er und sie vergötterten ihn mindestens genauso.

Eines Tages erlitt er einen Pulmonalinfarkt infolge einer allergischen Reaktion auf Tierhaare, zu der er nach Jahrzehnten seiner beruflichen Tätigkeit leider neigte. Er hätte auch zu arbeiten aufhören können, aber das wollte er nicht. Lieber griff er zu allen möglichen medizinischen Finten, um weiter für die Tiere da sein zu können. Meine Schwester rief mich an. »Etwas stimmt mit ihm nicht«, sagte sie. Ich wohnte um die Ecke und war in zwei Minuten da. Ich reanimierte ihn, bis die Sanitäter übernehmen würden, aber seine Lunge gab einfach auf. Er hörte auf zu atmen.

Da gab es diesen Moment, an den ich heute denke, wenn Menschen die Existenz der Seele in Abrede stellen. Mein Vater war noch warm, roch noch wie immer und lag zugedeckt am Boden. Seine beiden Lieblinge, die Yorkshireterrier, saßen zu seinen Füßen, so wie es die alten Ägypter anhand des Totenhundes Anubis beschrieben. Sie berührten ihn nicht mehr. Sie kamen ihm nicht mehr zu nahe. Sie saßen nur andächtig und erhobenen Hauptes da. Ihr Blick löste sich dabei von ihm. Er folgte etwas, das offenbar über ihm und schließlich oben an der Decke war. Sie blickten dort hinauf. Ich dachte an mein eigenes Nahtoderlebnis und konnte mir vorstellen, was sie dort oben sahen. Ich richtete den Blick ebenfalls nach oben.

Unser Ätherleib, unsere Spiegelneuronen, unsere Nervenbahnen, unser Unter- und Vorbewusstes, das alles hängt mit unserem Inneren, unserer Psyche und unserer Seele zusammen. Ich denke, ich habe mit dem Magnetismus ein kleines Fenster gefunden, das mir hilft, tief in die Natur des Menschen hineinzublicken. Das Fenster ist aus Milchglas, doch es ist eine Chance, neue Informationen zu gewinnen und sie mit unserem medizinischen und psychotherapeutischen Wissensstand abzugleichen.

Der physische Teil

Ich habe Ihnen anhand des körpereigenen Superklebers Fibrin schon gezeigt, auf welche Weise und wie konkret sich ein Teil der physischen Wirkungen des Magnetismus erklären lässt. Vor allem stützt sich die körperliche, die physische Säule meines Erklärungsversuchs für die Wirkung des Magnetismus, die auch jeder Mensch am besten für sich selbst nutzen kann, auf die Kraft der Durchblutung. Lassen Sie mich das bitte etwas genauer erklären.

Meine Arbeit mit meinen Patienten erfolgt zum einen lokal, also an jenen Stellen, auf die sie mich hinweisen oder an denen ich Handlungsbedarf spüren kann. Zum anderen erfolgt sie wie beschrieben über die zerebrale Steuerung, also über das Gehirn. Bei beidem spielt die Durchblutung eine wesentliche Rolle.

Wenn ich nahe am Körper arbeite, spüren meine Patienten eine Wärme, selbst wenn ich sie nicht berühre. Wärme bedeutet, dass sich an der betreffenden Stelle die Durchblutung verbessert. Auch durch den meditativen Zustand und die allgemeine Entspannung verbessert sich die Durchblutung, einfach weil das Blut in einem lockereren Körper besser fließen kann. Es ist leicht nachvollziehbar, dass Entspannung und Wärme und die damit einhergehende bessere Durchblutung Schmerzen lindern oder vorübergehend ganz verschwinden lassen können.

Bereits Mesmer hatte allerdings beobachtet, und das deckt sich mit meinen eigenen Beobachtungen, dass bei Patienten

Schmerzen während oder nach der Behandlung verschwinden, aber vorübergehend sogar noch stärker werden können. Letzteres kommt so regelmäßig vor, dass ich neue Patienten vor der Behandlung auf diese Möglichkeit hinweise.

Entspannung und eine bessere Durchblutung können Schmerzen erst recht mobilisieren. Wie ist das möglich?

Heilende Durchblutung

Wenn mir Patienten von Schmerzen berichten, davon, dass sie leiden und dass die Schmerzen ihre Bewegungsfreiheit einschränken, lege ich meine Hände erst einmal auf die schmerzende Stelle. Wenn ich einen Bereich, der oft monate- oder sogar jahrelang verkrampft war, mithilfe der induzierten Trance und der Wärme und Energie meiner Hände auflockere, wird die betroffene Stelle oft um ein Vielfaches besser durchblutet und erlangt dadurch eine höhere Sauerstoffsättigung. Wie bei einem eingeschlafenen Fuß wecke ich also eine Region quasi auf, was kurzfristig zu mehr Schmerz, langfristig aber zu einer deutlichen Linderung führen kann.

In der Strahlentherapie gibt es Schmerzbestrahlungen. Wir wenden sie zum Beispiel bei Patienten an, die an einer Periarthrosis humeroscapularis, einer starken Verkalkung, leiden. Diese Verkalkungen lassen sich im Zuge einer Röntgenuntersuchung identifizieren. Solche Patienten können zum Beispiel ihre Schulter nicht mehr heben, sich nicht mehr frisieren und nachts oft nicht mehr schlafen. Eine niedrig dosierte Schmerzbestrahlung verbessert ihre Situation, denn sie regt die Durchblutung der lange nur mäßig durchbluteten und deshalb mit Sauerstoff unterversorgten Regionen an. Konkret verändert diese neue stärkere Durchblutung das sogenannte »saure Milieu«.

Zur Erklärung: Wenig Sauerstoff bedeutet, dass sich die von dem Mangel betroffenen Körperregionen verkrampfen. Ein saures Milieu entsteht und die betroffene Stelle verkalkt. Mehr Durchblutung bewirkt einen Ausgleich des Säure-Basen-Milieus und dadurch eine Schmerzreduktion.

Als Magnetiseurin mache ich in Sachen Durchblutung im Prinzip nichts anderes, als ich es eben anhand dieser Schmerzbestrahlung beschrieben habe. Es dauert nur etwas länger. Die Patienten müssen vielleicht vier- oder fünfmal kommen, um vom vollen Potenzial der magnetischen Durchblutungssteigerung zu profitieren.

Langes Leben

Dazu noch eine persönliche Anmerkung: Ich bin 68 Jahre alt und kann zum Glück sagen, dass ich keinerlei körperliche Beschwerden habe, auch keine infolge von Alterserscheinungen, oder diese gekonnt wegdenke. Das liegt mit Sicherheit nicht an meiner derzeitigen Sportlichkeit, wie jeder leicht ermessen kann, der mich und meine Figur schon einmal gesehen hat. Diesbezüglich hat mir meine Liebe zum Essen schon lange einen Strich durch die Rechnung gemacht. Es liegt wohl eher daran, dass ich gelernt habe, meinen eigenen Körper gezielt zu durchbluten. Entweder, wenn ich bereits einen Schmerz verspüre, oder auch als präventive persönliche Maßnahme. Ähnlich gehe ich bei meinen Patienten vor. Und keine Sorge, Sie werden in diesem Buch noch lernen, wie auch Sie Ihren Körper gezielt durchbluten können, und Sie werden feststellen, dass es einfach ist, wirkungsvoll und nur etwas Übung erfordert. Jeder Mensch kann es lernen.

Und noch etwas an dieser Stelle: Magnetiseure und auch Wender werden meiner Wahrnehmung nach besonders alt. Vielleicht motiviert Sie ja auch das zur Lektüre jener Kapitel, die Ihnen zeigen, wie Sie Ihre eigene Durchblutung gezielt verbessern und Ihre eigenen Heilkräfte entdecken, trainieren und auch für andere nützen können.

Allgemein lässt sich jedenfalls sagen, dass alle degenerativen Erkrankungen inklusive der neurodegenerativen auf einen Mangel an Durchblutung und Sauerstoffversorgung oder auf eine verminderte Makrophagen-Tätigkeit zurückzuführen sind. Zu diesem Mangel kann es aus vielen Gründen kommen, etwa auch durch metabolische Erkrankungen, die mit Gefäßverengungen einhergehen, wie Diabetes, Hypertonie oder auch Bluthochdruck.

Als gute und naheliegende Mittel zur Förderung der Durchblutung gelten Sport und Bewegung. Doch Sie können noch so viel trainieren und sich noch so sehr verausgaben, wenn Sie dabei unter Stress agieren, funktioniert das nicht im gewünschten Sinn. Denn in diesem Fall werden zwar Ihre Muskeln durchblutet, aber möglicherweise nicht Ihr Gehirn oder andere von guter Durchblutung abhängige Organe. Es ist erwiesen, dass Meditation, Yoga und ähnliche Methoden die Durchblutung des Gehirns und innerer Organe jedenfalls verbessern.

So fanden Forscher einen direkten Zusammenhang zwischen Meditation und Alzheimer. Sie unterzogen Studienteilnehmer vor und nach einer sechswöchigen Phase intensiver Meditation MR-Untersuchungen. Dabei stellten sie fest, dass der Hypocampus, also der Arbeitsspeicher unseres Gehirns und die Schaltstelle zwischen dem Kurz- und Langzeitgedächtnis, stark an Volumen zugenommen hatte.

Was die Meditation kann, könnten wir sagen, kann bis zu einem gewissen Grad auch der Magnetismus. Ich kann auch das nicht mit Studien belegen, aber ich bin mir sicher, dass regelmäßiges Magnetisieren neurodegenerativen Erkrankungen wie Demenz und Alzheimer vorbeugt. Unter all den Menschen, von denen ich weiß, dass sie über viele Jahre hinweg zunächst bei Dr. Kanzian und später auch bei mir in Behandlung waren, ist niemand, der eine solche Erkrankung erlitten hat.

Die Durchblutung spielt auch bei der körpereigenen Krebsabwehr, der sogenannten Apoptose, eine wichtige Rolle. In einem gut durchbluteten Körper funktioniert diese Abwehr besser. Weshalb gerade im Hinblick auf den Magnetismus und die Durchblutung ein Ausspruch gilt, der vermutlich aus den Lehren des Wanderarztes Hippokrates hervorgegangen ist: »Medicus curat, natura sanat« (Der Arzt behandelt, die Natur heilt).

Die Durchblutung ist insgesamt ein starker Prozess. Ist er gestört, hemmen ihn beispielsweise verengte Gefäße, können Krankheiten, Schmerzen, Infarkte, Verkalkungen und Leiden aller Art entstehen. Gerade bei stark durchbluteten Organen wie dem Herz, den Augen, der Leber und der Lunge wirkt der Magnetismus gut. So etwa konnte ich meinem Vater, der sehr gut auf Magnetismus ansprach, lange helfen, indem ich seine Lunge durchblutete.

Noch viel zu erforschen

Der Weg zur vollständigen wissenschaftlichen Erklärung des Magnetismus ist noch weit, das ist mir klar, und obwohl es dort Schätze an medizinischen Erkenntnissen zu heben gibt, befassen sich viel zu wenig Ärzte damit. Ich verstehe das, denn hier ist kein Ruhm zu holen. Hier gibt es im besseren Fall ein mildes Lächeln gepaart mit verstohlener Zustimmung. Die Überforderung mit modernen Behandlungsmethoden und die nicht zu enden scheinende Administration lassen eben kaum Raum im Arbeitsalltag. Ich habe mich damit arrangiert und baue weiter an meinem Puzzle, derzeit im Rahmen einer Ausbildung in Psychokardiologie, die ich absolviere, um auch aus diesem faszinierenden wissenschaftlichen Feld Nutzen für meine Patienten und mögliche Erklärungen für den Magnetismus ziehen zu können. Die Psychokardiologie ist eine Spezialdisziplin der Medizin, die sich mit den Wechselwirkungen zwischen psychischen Faktoren wie Stress und Herzerkrankungen befasst.

Immerhin reichte das Wissen, das ich inzwischen gesammelt hatte, um die briefliche Anfrage der ärztlichen Leitung der Wiener Gemeindespitäler hinlänglich zu beantworten, was ich da eigentlich täte und wie es sich mit meinem Arbeitsauftrag vereinbaren ließe. Ich fasste knapp zusammen, was ich eben beschrieben habe, und bekam eine Antwort, die sich ebenfalls belächeln lässt, die mir angesichts der gegebenen Umstände und in gewisser Weise auf eine typisch österreichische Weise aber auch mutig erschien. »Dann machen Sie das weiter«, hieß es darin sinngemäß, »aber bitte reden Sie nicht darüber.«

Gegen den zweiten Teil dieses Vorschlags verstoße ich zwar mit diesem Buch, doch die erste Zeile davon entstand erst an dem Tag, an dem ich meine Funktionen im Wiener Kaiser-Franz-Josef-Spital zurücklegte und nach vierzig Jahren ärztlicher Tätigkeit in den Ruhestand trat.

DIE STILLEN MAGNETISEURE

Bestimmt hat Sie schon einmal ein Arzt mit Magnetismus behandelt und wahrscheinlich war es weder Ihnen noch ihm bewusst.

Eine erfahrene Physiotherapeutin, die in der Rehabilitation tätig ist, erzählte mir jüngst von einem Patienten mit starken Schmerzen. Die Stelle, an der ihm für eine Gefäßimplantation eine Vene entfernt worden war, tat ihm weh. Zur Schmerzlinderung legte sie ihm dort die Hände auf und betete instinktiv für ihn. Am nächsten Tag meinte er, er habe nun keine Schmerzen mehr. »Unglaublich, findest du nicht?«, sagte sie zu mir.

Ich zweifelte keine Sekunde an ihrer Darstellung. Ich bin überzeugt, dass gute und erfahrene Ärzte oder eben auch Physiotherapeuten oft intuitiv mit Magnetismus arbeiten, auch wenn sie diesen Begriff noch nie in ihrem Leben gehört haben.

Ich kenne auch Ärzte, die sich der heilenden Wirkung von Berührungen sowie der Beruhigung mit ihrer Stimme, ihrer Mimik und ihrer Gestik im Sinne trancehafter Zustände durchaus bewusst sind und die trotzdem mit dem Begriff »Magnetismus« nichts anzufangen wüssten. Ich bin mir sicher, viele aktivieren unbewusst ihre Spiegelneuronen und spüren, was ihre Patienten spüren. »Es geht darum, wie ein Arzt einem Patienten eine Spritze gibt, nicht darum, dass er ihm eine gibt«, sagte dazu Dr. Kanzian.

Es könnte sein, dass ältere Ärzte in diesem Punkt sogar stärker sind, weil Magnetismus etwas ist, das sich mit dem Lebensalter weiterentwickelt und das mit seinem Einsatz stärker wird, selbst wenn er unbewusst erfolgt.

Heilkunst statt Medizin

Solche Ärzte, die den Mut haben, auf ihre Intuition zu vertrauen, machen Medizin wieder zu dem, was sie im besten Fall ist: zur Heilkunst. Ernst Schweninger, der von 1850 bis 1924 lebte und Leibarzt des deutschen Politikers und Staatsmanns Otto von Bismarck war, stellte dementsprechend dem »Maschinenarzt« den »Künstlerarzt« gegenüber.

Von Schweninger stammt dieses Zitat: »Alleinige Aufgabe des am Krankenbett stehenden Arztes kann doch nur sein, auf möglichst natürlichem Wege die natürlichen Heilkräfte zu wecken und zu stärken. Der Arzt muss auch zu gefühlsmäßigen Entscheidungen befähigt sein.«

Schweninger hinterfragte auch den Umgang mit dem »Schlagwort der Diagnose«. Es verleite dazu, Krankheiten statt Menschen zu sehen, meinte er.

Klarerweise funktioniert die moderne Medizin nicht ohne Diagnose, dennoch inspirieren diese Gedanken in einer Welt, in der wir trotz all unseres technischen Könnens noch immer ständig an die Grenzen der Medizin gelangen und den Menschen neu als holistisches Wesen zu betrachten lernen.

Was Ärzte zu guten Ärzten macht

Mit den Wirkmechanismen des Magnetismus zu arbeiten, auch wenn es unbewusst erfolgt, erfordert jedenfalls eine gewisse Sensibilität. Genau diese Sensibilität ist es auch, die Ärzte zu guten Ärzten macht. Sicher fällt Ihnen eine Begegnung mit einem Arzt ein, die Sie auf eine ganz bestimmte Weise als besonders empfunden haben. Sie haben die Stimmung als besonders erlebt, seinen Gesichtsausdruck vielleicht als gütig, seine Gestik als empathisch und die ganze Atmosphäre im Raum als beruhigend und über das Problem, wegen dem Sie ihn konsultierten, wissen Sie höchstens noch, dass es danach verschwunden war.

Oft sind es alte Haus- und Landärzte, die das können. Die irgendwann erkannt haben, dass bestimmte empathische Verhaltensweisen zu Heilungserfolgen führen, die eine innere Haltung entwickelt haben, die ihnen diese Verhaltensweisen unter Wahrung ihrer ärztlichen Äquidistanz erlauben und die sie dann weiterentwickelt haben. Bis sie irgendwann die Grenze zwischen Entspannung und induzierter Trance und zwischen Berühren und Magnetisieren überschritten haben, ohne sie zu bemerken. Gute Ärzte entwickeln mit der Zeit ihren eigenen Magnetismus.

Solche Ärzte sind das wundervolle Gegenüber jener Gesundheits-Apparatschiks, die scheinbar nicht einmal zuhören, wenn ihnen ihre Patienten von ihren Problemen erzählen, die ihnen kaum in die Augen schauen, die ihre Diagnose mit alarmistischer Stimme in den Raum schmettern, die ihnen wortlos ihre Standardmedikamente verschreiben und die sie mit einem unbehaglichen Gefühl zurück in ihren Alltag schicken, während ihre Sprechstundenhilfe schon ihr nächstes Opfer aufruft. Sensible Ärzte sehen den Menschen, die anderen sehen ein Problem. Manchmal scheint es, als würde den Apparatschiks die Zukunft gehören. Das medizinische Krankenhauspersonal kennt oft nicht einmal mehr die Namen der Patienten. Sie heißen einfach »Zimmer 176, Blinddarm« oder »Zimmer 86 A, Leber«. Patienten werden von Menschen zu nummerierten und kategorisierten Schadensfällen.

Schon bevor ich mich mit dem Magnetismus beschäftigt habe, fiel mir auf, wie viele Patienten in der Strahlentherapie Nebenwirkungen hatten, die durch die Dosis nicht gerechtfertigt waren. Ich vermutete schon damals, dass Dinge dahinterstecken könnten, die unsere Diagnosepraxis nicht erfasste. Eine Beziehungskrise vielleicht, Stress oder eine nicht richtig verheilte seelische Verletzung aus der Kindheit. Da müssen wir ansetzen, dachte ich. Schließlich reden sogar gute Steuerberater mit ihren Klienten über ihr Leben und hören dabei mit einem beruflichen Ohr mit, wo es Möglichkeiten geben könnte, etwas steuerlich zu optimieren. Warum sollten ausgerechnet Ärzte, die in einem noch viel persönlicheren Bereich agieren, das nicht tun?

Die Kunst des Zuhörens und Beobachtens

Als ich jung und ambitioniert war und das Gespräch als festen Bestandteil von Behandlungen im Krankenhaus etablieren wollte, war allerdings der damalige Oberarzt dagegen. Seine Worte liegen mir noch heute im Ohr. »Sie sind nicht hier, um mit Ihren Patienten zu reden, sondern um sie zu bestrahlen«, sagte er. Er stellte sich dieses Reden wohl als zu aufwendig und deshalb anstrengend vor.

Manchmal fragen mich auch Freunde und Patienten, ob es nicht zu anstrengend ist, sich mit vierzig Menschen am Tag ernsthaft auseinanderzusetzen und aufmerksam in sie hineinzuhören oder sie genau zu beobachten und Schlüsse aus den eigenen empathischen Wahrnehmungen zu ziehen. Das konnte ich immer verneinen. Denn wer einmal damit anfängt, merkt bald: Das ist ein Geben und Nehmen. Dieses Auseinandersetzen und Hineinhören sind die beste Möglichkeit für Ärzte, zu lernen.

Mit 23 Jahren frisch in der Ambulanz einer Strahlenstation gelandet lernte ich fast ausschließlich von Patienten. Ich lernte von ihnen nicht nur, welche Symptome worauf hindeuten, ich lernte auch, ihre seelischen und geistigen Empfindungen wahrzunehmen und sie mit ihren Symptomen in Verbindung zu bringen. Ich lernte, die Geschichten meiner Patienten, ihre Verhaltensweisen, ihre Ausstrahlung und ihre Körperhaltung medizinisch zu interpretieren.

Vor allem in jungen Jahren war ich ein eher ruhiger Mensch, was mich zu einer guten Zuhörerin machte. Vielleicht fällt es insgesamt jungen Menschen leichter, auf andere einzugehen und sich ihnen zu widmen. Jedenfalls prägte mich diese Phase stark und ich nahm daraus mindestens noch einmal so viel mit wie aus meinem Studium. Das alles verdichtete sich für mich schließlich zu einem Schatz an Wissen, an Beobachtungen und Erkenntnissen, auf den ich früher oder später intuitiv zurückzugreifen lernte.

Es wäre wichtig und aus politischer Sicht überaus effizient, wenn unser Gesundheitssystem diesen Prozessen wieder mehr Raum geben würde. Denn so ließen sich über die menschliche Kompetenz von Ärzten die mächtigen Selbstheilungskräfte der Patienten wecken oder verstärken.

Die moderne Medizin hat uns wie gesagt viele wundervolle neue Möglichkeiten beschert, weshalb ich besonders ungerne die vermeintlichen guten alten Zeiten beschwöre. Doch als ich in den 1970er-Jahren studierte, gab es in Wien ein einziges Gerät für Computertomografie (CT). Die Magnetresonanztomografie (MRT) gab es noch gar nicht. Die Diagnostik war damit noch weit entfernt vom heutigen Stand. Wir lernten dementsprechend, Erkrankungen ohne moderne bildgebende Verfahren festzustellen und zu beurteilen. Ich sammelte dabei wertvolles Wissen, das heute bestimmt in meinem Vorbewusstsein arbeitet und mir zu den richtigen Diagnosen verhilft.

Ich besuchte damals vor allem Vorlesungen besonders alter Professoren, was mir erst hinterher bewusst wurde. Wie sieht eine Facies hepatis aus? Wie riecht ein Patient, wenn er krank ist? Wie bewegt sich ein Patient, wenn er krank ist?

Was kann ich anhand des Stuhls oder des Urins ablesen? Mit Fragen wie diesen befasste ich mich intensiv und dabei spielt Erfahrung eine wichtige Rolle. Die Intuition, die aus diesem Wissen erwächst, fehlt Ärzten, die beruflich rein technisch sozialisiert werden.

Verdichtetes Wissen

Mein Vater meinte immer, wenn ein Hund zur Tür hereinkommt, wisse er schon, was ihm fehlt. Egal was das Herrchen oder Frauchen sagte, er hatte ein Gefühl dafür, auch wenn ihm seine Spontandiagnosen manchmal niemand glaubte. Mir ging es mit meinen menschlichen Patienten manchmal ähnlich.

So kam vor Jahren eine bekannte und einflussreiche Frau zur Bestrahlung zu mir. Meine Kollegen hatten ihr Karzinom bereits lokalisiert und untersucht und der Bestrahlung stand nichts mehr im Weg. Es fehlte nur noch meine Untersuchung, bei der ich Ultraschall einsetzte. Er zeigte mir, was genau ich bestrahlte und wie ich dabei am besten vorging.

Obwohl es sich um ein Rektumkarzinom, Enddarmkrebs, handelte, ließ mich reiner Instinkt auch die Leber der Patientin ansehen und siehe da, ich entdeckte dort eine Metastase, zumindest war ich sicher, dass es sich um eine handelte. Ich bestand darauf, sie per MR zu dokumentieren, auch um mich selbst abzusichern. Sonst hätte es vielleicht geheißen, die Patientin habe erst nach meiner Bestrahlung Metastasen entwickelt. Bei meinen Kollegen stieß ich allerdings auf Unwillen. Was sie angeblich mit ihrer hoch spezialisierten Diagnosetechnik übersehen hatten, wollte ich mit meiner »Gurke« (so nannten sie mein Ultraschallgerät) erkannt haben?

Der zuständige Radiologe fragte mich, was ich mir einbilde und ob mir bewusst sei, welche Folgen so ein zweifelhaftes Vorgehen bei einer Patientin wie dieser haben könnte. Er versicherte mir mehrfach, sie sei bereits hinlänglich untersucht worden und alles Auffällige sei dokumentiert. »Was du da zu sehen geglaubt hast, ist keine Metastase, sondern irgendeine harmlose Veränderung des Leberbildes«, sagte er. Ich blieb dennoch beharrlich und behielt recht. Meine Kollegen operierten sie nach der Bestrahlung am Enddarm und entfernten die Lebermetastase in der gleichen Operationssitzung. Der Mann der Patientin kam danach zu mir, bedankte sich und bestand darauf, dass ich sie weiter behandelte.

Keine Grenzen

Das ist das Fazit dieses Kapitels: Es gibt keine klar definierte Grenze zwischen dem, was wir als medizinische Fachausbildung beziehungsweise als ärztliche Tätigkeit kennen, und dem, was in diesem Buch über Magnetismus und rational nicht immer leicht einzugrenzende Heilungs- und Selbstheilungskräfte steht. Das eine geht in das andere über. Erfahrene Ärzte können mit Magnetismus arbeiten, ohne sich dessen bewusst zu sein. Patienten können eine magnetische Behandlung erfahren, ohne davor, während der Behandlung oder danach je von Magnetismus gehört zu haben. Ein wichtiges verbindendes Glied zwischen diesen beiden scheinbar so gegensätzlichen Welten ist die Intuition. »Es gibt gute Ärzte und es gibt schlechte Ärzte«, sagte Dr. Kanzian während meiner Ausbildung zu mir. »Die guten Ärzte haben den Magnetismus in sich.«

DIE GRUNDLAGEN DER SELBSTHEILUNG

Was Sie wissen sollten, bevor Sie das große und geheimnisvolle Reich der Selbstheilung betreten, um dessen Schätze sicher zu finden und heben zu können

»Von allen Körpern in der Natur wirkt auf den Menschen am allerstärksten der Mensch selbst. Ihn kann kein beseelter und kein unbeseelter Körper ersetzen.« Das sagte der Arzt und Magnetiseur Franz Anton Mesmer und dieser Satz sollte über den Eingängen aller Krankenhäuser stehen, damit Ärzte und Patienten ihn immer vor Augen haben. Gerne auch in dieser Version: *Die natürliche Selbstheilung des Menschen bietet weit mehr Möglichkeiten, als wir denken. Nutzen wir sie, um gesund zu werden und gesund zu bleiben.* Aber wie können wir uns nun mit dem, was wir inzwischen über den Magnetismus erfahren haben, selbst heilen?

Ein heiliger Status

Gesundheit ist ein heiliger Status. Wer bereits eine schwere Krankheit erlebt oder jemanden dabei begleitet hat, weiß das.

Manchmal beobachte ich Kinder beim Videospielen, wie sie von Gegnern offensichtlich schon geschwächte Avatare mit einem »Heilzauber«, einem »Heiltrank« oder schlicht »Medizin« wieder zu voller Gesundheit und Vitalität verhelfen. Selbst der sichere Tod lässt sich damit abwenden.

Wie schön es doch wäre, wenn uns solche Gadgets auch im echten Leben zur Verfügung stünden, denke ich dann. Als Nächstes fällt mir dann immer ein Werkzeug ein, das uns die Natur mitgegeben hat und dessen Gebrauchsanweisung wir uns nur wieder in Erinnerung rufen müssen, um Erstaunliches damit zu bewirken. Mit unserer eigenen inneren Heilkraft können wir unsere Gesundheit fördern, Krankheiten verhindern und reparable Schäden beseitigen. Zu diesem Zweck werden wir am besten unsere eigenen Magnetiseure. Aber können das wirklich alle Menschen werden?

Ich würde diese Frage mit einem vorsichtigen Ja beantworten. Zum einen sind da jene siebzig Prozent der Menschen, bei denen der Magnetismus rasch und gut wirkt. Sie verfügen meinen Beobachtungen nach über einen offenen Zugang zu ihren inneren Kräften und können sie mit dem richtigen Plan auch sehr gut für sich selbst nützen.

Dann gibt es jene rund zwanzig Prozent der Menschen, bei denen der Magnetismus schwächer oder gar nicht wirkt, was bedeuten kann, dass die Zugänge zwar bestehen, aber noch einer Öffnung bedürfen. Sie können ihre inneren Kräfte zunächst vielleicht nur in beschränktem Maß zur Selbstheilung nutzen, doch wenn sie es laufend tun und sie dabei trainieren, werden sie stärker und stärker werden.

Schließlich gibt es noch jene zehn Prozent der Menschen, bei denen der Magnetismus gar nicht zu wirken scheint. Was ist mit ihnen? Ich habe beobachtet, dass auch sie gerne zu mir kommen. Vielleicht einfach, um wahrgenommen zu werden, aber ich denke, da ist noch mehr. Bei ihnen klopft der Magnetismus zwar an verschlossene Tore, aber er klopft und sie scheinen etwas zu hören.

Vielleicht ist es einfach so: Alle Menschen haben von der Natur ähnlich starke Selbstheilungskräfte mitbekommen. Manche wissen bereits, sie zumindest unbewusst zu nutzen, andere sind noch ein Stück weit davon entfernt. Ähnliches gilt wohl auch für die Selbstheilung. Doch wie funktioniert diese Selbstheilung nach den Prinzipien des Magnetismus nun eigentlich? Hier eine Anleitung in sechs Schritten.

Erstens. *Suchen Sie sich einen Ort der Ruhe*

Begeben Sie sich an einen ruhigen Ort. Selbst wenn es der Waschraum an Ihrem Arbeitsplatz oder die Abstellkammer in einem Haus voller schreiender Kinder ist, der Ort sollte ruhig und für Sie angenehm sein. Natürlich kann auch ein Ort im Freien gewählt werden. Nehmen Sie sich bewusst Zeit und lassen Sie sich bei dem, was Sie vorhaben, nicht stören.

Zweitens. *Lockern*

Einfache frei machende Bewegungen wie Schulterkreisen helfen Ihnen, Verspannungen zu lösen und besser in Einklang mit Ihrem Körper zu kommen. Dehnen Sie zum Beispiel Ihren Nacken, indem Sie Ihren Kopf langsam zum Brustbein bewegen, und versuchen Sie, Ihren Körper frei zu machen, um die Verkrampfungen des Alltags für einen Moment fallen zu lassen.

Drittens. *Negative Gedanken loswerden*

Das Gehirn verhält sich in mancher Hinsicht wie ein kleines Kind. Oft reichen einfachste Methoden, um bemerkenswerte Effekte zu erzielen. So etwa stehen negative Gedanken zwar der eigenen Heilkraft im Weg, sie lassen sich aber abschütteln.

Schütteln Sie dafür kräftig Ihre Arme, Ihre Beine und Ihren ganzen Körper. Stellen Sie sich dabei vor, wie Sie die negativen Gedanken einfach aus sich herausschütteln. Sie können sie auch mit Wasser abspülen, etwa indem Sie Gesicht und Hände waschen und sich dabei vorstellen, wie Sie Ihren Körper von allem Negativen reinigen.

Viertens. *Benützen Sie Ihr Ruhebild*

Sie haben ja bereits ein Ruhebild und ein Codewort dafür erarbeitet. Falls nicht, ist es jetzt höchste Zeit dafür. Denn um Ihre Selbstheilungskräfte nutzen zu können, brauchen Sie einen möglichst leeren Raum vor Augen. Einfach ist das nicht. Die kleinen täglichen Gedanken können hartnäckig sein. Ihr Ruhebild sollte da helfen.

Fünftens. *Anker setzen*

Fixieren Sie das Ruhebild in Ihrem Gehirn, sodass Sie es jederzeit abrufen können. Denn so funktioniert es wie eine Art Anker, auf den Sie sich in jeder Lage verlassen können.

Fixieren heißt, es so lange in Gedanken zu betrachten und immer wieder auszuschmücken, bis es Ihnen vertrauter ist als ein realer Ort, den Sie manchmal besuchen. Sie können Ihr Ruhebild auch aufzeichnen und den Zettel immer dabeihaben. Oder Sie beschreiben es mit Worten. Falls Sie ein kinästhetischer Typ sind und in der Schule gerne immer alles von Hand mitgeschrieben haben, um es sich besser zu merken, kann ich das wärmstens empfehlen. So kommt zur reinen Fantasie eine haptische Komponente.

Wenn Ihr Ruhebild eine reale Entsprechung in Form eines tatsächlich existierenden Ortes hat, können Sie auch einen Stein von dort als Anker verwenden. Ich nehme mir aus jedem Urlaub Steine mit nach Hause. Manchmal ist es auch nur einer, wenn er besonders schön ist. Steine sind fest, stabil, angenehm anzugreifen und schön anzusehen. Sie sind Teil der Natur und existieren seit Millionen von Jahren. In jedem Stein ist eine unglaublich lange Geschichte gleichsam gespeichert. Wer sie abrufen könnte, könnte über jeden ein Buch mit tausend Seiten schreiben.

Sechstens. *Energie holen*

An dieser Stelle muss ich etwas weiter ausholen. Können wir uns wirklich Energie holen? Energie, die wir zur Selbstheilung und womöglich zur Heilung anderer Menschen aktiv einsetzen können? Und wenn das tatsächlich möglich sein sollte, woher kommt diese Energie und wie genau holen wir sie uns?

Ausholen muss ich hier auch deshalb etwas weiter, weil die medizinische Literatur seit den allerersten Schriften voll mit Gedanken und Anweisungen zu diesen Fragen ist. So etwa schrieb Galenos von Pergamon, der als einer der bedeutendsten Ärzte des Altertums gilt und mit 200 Schriften ein Werk enzyklopädischen Ausmaßes schuf, über die Aufnahme, die Verwendung und den Austausch von Energie. Auch er war überzeugt davon, dass die Gesundheit der Normalzustand ist und wir durch energetische Regulationsprozesse immer wieder das dafür nötige innere Gleichgewicht herstellen können. So wie später auch der bereits zitierte Paracelsus glaubte er, dass Ärzte ihre Patienten eher bei der Selbstheilung unterstützen, als sie selbst zu heilen.

Zwei Voraussetzungen

Um überhaupt Energie aufnehmen und abgeben zu können, sollten wir einige Voraussetzungen erfüllen. Ich denke dabei immer an meine Großmutter, die ich kurz vor ihrem Tod fragte, wie sie es geschafft hat, ziemlich gesund 93 Jahre alt zu werden. »Du brauchst nur zwei Dinge im Leben«, sagte sie, »Disziplin und Zufriedenheit.« Das ist ein sehr weit gefasster Ansatz, wenn wir etwas so Konkretes wie die Nutzung unserer Heilkräfte lernen wollen, aber eine gute Basis für einen ausgewogenen und dynamischen Energiehaushalt ist es allemal.

Disziplin bedeutete für meine Großmutter freilich nicht Askese, wie jeder unschwer erkennen kann, der mich sieht.

Ich bin eine überzeugte Genießerin und esse wie gesagt für mein Leben gerne. Würde ich mich meiner Liebe zum Essen aber hemmungslos hingeben, könnten mir keine Selbstheilungskräfte der Welt mehr helfen. Ich würde durch mein explodierendes Übergewicht irreparable Herzschäden oder Diabetes davontragen.

Disziplin bedeutet, Grenzen zwischen dem, was wir uns erlauben, und dem, was für uns zu viel ist, zu ziehen und sie einzuhalten. Oder anders ausgedrückt: Wir alle sollten bis zu einem gewissen Maß, das wir selbst definieren, diszipliniert sein. Die Balance, die wir so herstellen, verbessert am Ende unsere Möglichkeiten, von unseren Heilungskräften zu profitieren.

Der Leitsatz meiner Großmutter lässt sich auch auf das Berufsleben übertragen: Es ist egal, was wir machen, Hauptsache, wir machen es mit Disziplin und Zufriedenheit. Was genau meinte sie mit Zufriedenheit?

Zufriedenheit setzt genau wie Disziplin Eigenverantwortung voraus. Anders ausgedrückt: Zufriedenheit, wie meine Großmutter sie meinte, ist nichts, das uns das Leben durch glückliche Zufälle schenkt, und auch nichts, das so sehr von äußeren Umständen abhängt, wie wir vielleicht meinen.

Ich zum Beispiel habe schon lange vor meiner Ausbildung zur Verhaltenstherapeutin die Dinge gerne kognitiv ins Positive umstrukturiert. Ich lehne es ab, Probleme durchzukauen. Ich befasse mich lieber mit Lösungen und Chancen. Stellt sich mir ein Hindernis in den Weg, betrachte ich es nicht, sondern überlege, wie ich es umgehen kann.

Im Teenageralter waren meine Freundinnen im Sommer immer braun gebrannt und sahen wunderschön aus. Sobald ich aber selbst nur zehn Minuten in der prallen Sonne war, brannte meine Haut. Das ist bei Rothaarigen eben so. Ich hätte mich damals gegen meinen Körper stellen können, wozu ja gerade Teenager neigen, aber ich dachte mir, wenn ich die Sonne nicht vertrage, dann halte ich mich eben im Schatten auf. Dann kriege ich wenigstens nie Hautkrebs und meine Haut altert langsamer. Eigentlich ist das alles sehr positiv, fand ich.

Als ich eine Histaminallergie entwickelte, war das eine schlimme Diagnose für eine Genießerin wie mich. Im ersten Moment war ich dementsprechend geknickt. Im zweiten dachte ich mir: Wenn ich auf die fetten alten Käsesorten, die ich immer so geliebt habe, verzichte, ist das ein Vorteil für mein Gewicht und meinen Cholesterinspiegel. Außerdem werden jetzt die Bauchschmerzen, die mich so lange geplagt haben, weniger werden und auch mein Hautausschlag wird sich beruhigen. Auch sehr positiv.

Vor Kurzem gönnte ich mir trotzdem einige dieser Brötchen der Wiener Restaurantkette Trzesniewski. Ich war mir der Folgen bewusst und lebte dann auch mit den Konsequenzen meiner Entscheidung. Auch das ist Eigenverantwortung.

Disziplin und Zufriedenheit – das bedeutet beides immer auch, mit dem Körper und unserem Wesen statt gegen beides zu arbeiten. Sind wir zu diszipliniert, fehlt uns die Freiheit, die wir brauchen, um zufrieden zu sein und einen offenen

Geist zu haben. Dauernder Stress durch Disziplin um jeden Preis ist auch ein Krankmacher und stellt sich zwischen uns und unsere Fähigkeiten, uns selbst zu heilen beziehungsweise unsere Gesundheit mit unseren inneren Kräften zu schützen und zu fördern.

Für den Verzicht auf Disziplin zugunsten maximaler Zufriedenheit gilt das Gleiche. Ich würde ohne Disziplin jeden Tag Trzesniewski-Brötchen essen. Sie würden vielleicht keine Bewegung mehr machen und jemand anderer würde nicht mehr arbeiten gehen. All das wirkt sich ungünstig auf unsere organische Gesundheit aus.

Wenn wir uns zu sehr in diese Richtung gehen lassen, können wir unsere daraus folgende Entwicklung eines Tages nicht mehr umkehren. Wir verwahrlosen und irgendwann ist es zu spät. Mit Disziplin und Zufriedenheit sowie der Kunst, die Balance zwischen beidem zu wahren, schaffen wir jedenfalls eine gute Basis, um uns zusätzliche Energie zu holen. Wir können diese Basis noch ausbauen. Dafür gibt es Techniken, die wohlbekannt sind, mit denen ich bei meinen Patienten und Freunden aber doch immer wieder Begeisterung auslöse.

Die fünf Tibeter

Wie wir uns Energie holen und unseren Energiehaushalt ins Gleichgewicht bringen können, war in vorwissenschaftlichen Zeiten, in denen die Menschen noch stärker ihren Instinkten, Intuitionen und überlieferten Erfahrungen folgten, eine große Sache. Heilen hatte sehr viel damit zu tun, weshalb die Möglichkeiten für dieses Energieholen in allen Kulturen auf vielfältige Weise dokumentiert und überliefert sind. Aufgrund der dabei wirkenden unsichtbaren Kräfte, von denen wir auch heute erst einen Teil entschlüsselt haben, und weil Heilung früher stark mit Übersinnlichem verknüpft war, standen diese Techniken oft im spirituellen Kontext. Heute schadet das ihrem Ruf eher, als ihm zu nutzen. Das ändert aber nichts daran, dass viele dieser Techniken überprüfbar funktionieren. Für mich sind sie jedenfalls auch ein medizinisches Thema.

Ich entschied mich aus der großen Auswahl für drei der sogenannten *Fünf Tibeter*. Die genaue Herkunft dieser Übungen für Geist und Körper ist unklar, doch ihre Wirkung ist offensichtlich. Sie harmonisieren und stärken das körpereigene Energiesystem. Anleitungen für die fünf Tibeter finden Sie in großer Zahl, gehen wir sie trotzdem kurz gemeinsam durch.

Jede der Übungen erfordert eine kurze innere Vorbereitung darauf. Es geht um Ruhe und Aufmerksamkeit. Konzentrieren Sie sich, bevor und während Sie meiner Anleitung folgen, auf jede Ihrer Bewegungen und auf Ihre Atmung. Spüren Sie Ihren Körper. Die Übungen sind nicht anstrengend und eignen sich für alle Altersklassen.

Erster Tibeter. *Kreisel*

Stehen Sie aufrecht, die Füße hüftbreit am Boden, und mit leicht gebeugten Knien. Bringen Sie nun Ihre Handflächen vor dem Brustbein zusammen, als würden Sie mit ausgestreckten Fingern beten. Ihre Unterarme sind waagrecht, Ihre Ellenbogen zeigen nach außen. Heben Sie nun Ihre Hände und Arme, bis Ihre Daumen auf Augenhöhe sind. Fixieren Sie die Daumen mit Ihren Augen. Mit dem Ausatmen strecken Sie die Arme zur Seite, wobei die Handflächen am Ende nach unten schauen, und drehen Sie sich einige Male um Ihre eigene Achse. Nach einigen Drehungen kommen Sie wieder in die Ausgangsposition zurück. Legen Sie Ihre Handflächen aneinander und fixieren Sie die Daumen, bis das Schwindelgefühl von den Drehungen nachlässt.

Zweiter Tibeter. *Kerze*

Der zweite Tibeter, die Kerze, ist eine meiner Lieblingsübungen, weil ich sie ganz entspannt nach dem Aufwachen im Bett machen kann.

Legen Sie, flach am Rücken liegend, die Arme eng parallel an den Körper und bringen Sie die Daumen leicht unter das Gesäß. Atmen Sie tief durch die Nase in den Bauch ein und bewegen Sie Ihr Kinn zum Brustbein, während Sie gleichzeitig die gestreckten Beine bis in die Senkrechte anheben. Atmen Sie aus und senken Sie Beine und Kinn langsam wieder in die Ausgangsposition. Wiederholen Sie diese Übung zwanzigmal oder so oft Sie können und achten Sie darauf, dass Ihr Rücken dabei immer flach am Boden beziehungsweise am Bett bleibt.

Dritter Tibeter. *Halbmond*

Knien Sie sich beckenbreit und mit aufgestellten Zehen auf den Boden. Halten Sie dabei den Oberkörper aufrecht und gerade und strecken Sie Ihre Wirbelsäule. Legen Sie Ihre Hände auf das Gesäß, schieben Sie die Hüften nach vorne und kreisen Sie während dem Einatmen mit Ihren Schultern nach hinten, um ein Hohlkreuz zu bilden. Legen Sie den Kopf dabei so weit wie möglich in den Nacken und öffnen Sie den Mund. Atmen Sie aus und begeben Sie sich langsam wieder in die Ausgangsposition.

Vierter Tibeter. *Brücke*

Für die klassische Ausführung dieser Übung setzen Sie sich mit aufrechtem Körper und gerade nach vorne ausgestreckten Beinen auf den Boden. Stützen Sie sich mit den Handflächen am Boden ab, wobei Ihre Finger nach vorne zeigen sollten. Winkeln Sie Ihre Beine während dem Einatmen an und bewegen Sie die Hüften nach oben. Versuchen Sie, die Brückenstellung kurz zu halten, und kehren Sie dann wieder in die Ausgangsposition zurück.

Da ich nicht mehr die Jüngste und auch nicht die Leichteste bin, habe ich diese Übung etwas abgewandelt, sodass ich sie ohne größere Anstrengung und ebenfalls direkt im Bett machen kann. Sollten auch Sie eine Light-Version des vierten Tibeters bevorzugen, dann legen Sie sich gerade auf den Rücken, winkeln Sie die Beine an und drücken Sie die Hüften in die Höhe. Vollführen Sie also quasi einen Beckenstoß. Wiederholen Sie diese Übung zwanzigmal und Sie werden das Becken ähnlich stärken und die gleichen Effekte für den Energiefluss erzielen wie mit der Brücke.

Fünfter Tibeter. *Berg*

Nehmen Sie für diese Übung eine Liegestützposition ein. Strecken Sie Ihre Arme durch, machen Sie ein Hohlkreuz und legen Sie den Kopf in den Nacken. Bewegen Sie beim Einatmen Becken und Gesäß nach oben und senken Sie Ihr Kinn zum Brustbein. Mit der Ausatmung kehren Sie wieder in die ursprüngliche Position zurück.

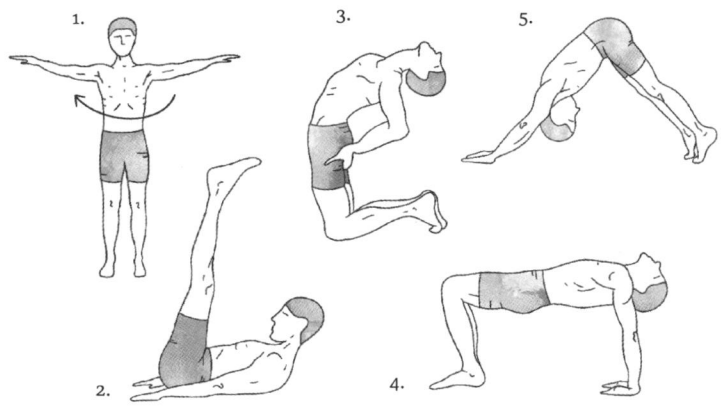

Ich mache jeden Morgen den ersten, den zweiten und den abgewandelten vierten Tibeter, immer wieder auch den dritten und den fünften. Alternativ zum Kreisel können Sie auch einfach die Arme kreisen lassen. Wenn ich besonders viel Energie brauche, gehe ich auf den Balkon, mache immer größer werdende Kreise mit meinen Armen und schaue dabei zum Himmel hinauf. Idealerweise machen Sie solche Übungen zu täglichen Ritualen. Sie verbessern Ihren allgemeinen Zustand, machen Sie wacher und aktiver und Sie haben mehr Freude am Leben.

Dennoch dienen auch sie erst einmal nur dem Aufbau beziehungsweise der Stärkung Ihrer allgemeinen Energiebasis. Was aber tun, wenn Sie sich im Bedarfsfall Energie, zum Beispiel für die Selbstheilung oder die Heilung anderer, holen wollen? Für die Antwort auf diese Frage müssen wir zunächst klären, woher diese Energie eigentlich kommt.

Zwei Schalen

Für die Anthropologen liegt die Quelle aller Energie im Universum. So dachte auch Mesmer, der besonders in anthropologischen Kreisen anerkannt war. Demnach besteht das gesamte Universum aus Energie und wir Menschen, als mit unserer Umwelt eng verbundene Wesen, existieren nur aufgrund der Energieflüsse zwischen dem Universum, der Natur und uns. Ich bin keine Anthropologin im klassischen Sinn, aber auch ich sehe das so. Schließlich ist es offensichtlich, dass Energien um uns wirken und unser Dasein bestimmen, etwa die Sonnenenergie, die Schwerkraft oder der Luftdruck.

Wir wissen auch längst, dass Materie ebenfalls Energie ist. Oder denken wir an die Millionen von Sternen, deren Energie niemals verloren geht, sondern in Form von Energiequanten immer weiter besteht.

Das alles sind messbare natürliche, also nicht von uns Menschen geschaffene Energien. Sie existieren einfach. Wir sind Teil dieses noch längst nicht zur Gänze erforschten komplexen Energiesystems und können uns daraus mehr Energie für uns selbst holen. Dafür gibt es eine Möglichkeit, die uns quasi Zugang zu dem komplexen universellen Energiekonglomerat verschafft, die in allen alten Kulturen praktisch gleich abgebildet ist und die noch einmal viel einfacher als die fünf Tibeter ist.

Setzen Sie sich bequem hin und stellen Sie die Füße bequem, stabil und geerdet auf den Boden und verzichten Sie dementsprechend darauf, die Beine zu überkreuzen. Oder stellen Sie sich bequem und aufrecht hin. Im Stehen funktioniert diese Form des Energieholens sogar noch besser. Die Arme lassen Sie zunächst locker hängen, um sie dann anzuwinkeln.

Die Unterarme zeigen nun waagrecht zur Seite. Die Handflächen sollten nach oben gedreht sein, als würden Sie Regentropfen einfangen wollen. Ihre Hände sind nun wie zwei kleine Schalen links und rechts von Ihrem Körper positioniert.

Für mich funktioniert dieses Energieholen am besten, wenn ich die Augen schließe. Ich versuche, eins mit dem

Boden, dem Himmel und meinem Umfeld zu sein, mich über meine Füße zu erden und mich gleichzeitig mit meinen Händen mit dem Universum zu verbinden.

Nun halten Sie einen Moment lang inne. Denken Sie an nichts als an die Energie, die gerade über Ihre Hände in Ihren Körper und Ihren Geist fließt. Denken Sie nicht daran, wofür Sie diese Energie brauchen. Fragen Sie sich nicht, ob es funktionieren wird. Spüren Sie einfach die Übertragung der Energie vom Universum auf Sie und ihren Fluss in Ihrem Körper.

Es ist wie eine kurze, kleine Meditation. Ich führe diese kurze Übung vor allem zwischen Patientenbehandlungen durch. Wir sind in diesem Moment zwischen Himmel und Erde ganz klein. Das macht uns bescheiden und schon diese Bescheidenheit hat etwas Heilendes.

Body Scan

Sie sind nun bereit, heilende Energie einzusetzen. Doch bevor Sie damit anfangen, müssen Sie wissen, wo Sie sie einsetzen sollen. Wenn Sie aktuell ein konkretes Problem haben, seien es nun Magenschmerzen, rheumatische Beschwerden oder eine Blasenentzündung, wissen Sie das bereits. Doch wenn Sie im Rahmen der Salutogenese Ihre Gesundheit erhalten und Probleme beseitigen wollen, noch ehe sie ausbrechen, hat Ihr innerer Arzt eine Möglichkeit, Problemzonen frühzeitig zu erkennen. Wie geht das?

In unserem Gehirn, diesem vielseitigen Steuerungsorgan, ist jeder unserer Körperteile und jedes unserer Organe repräsentiert. Zwischen beidem, unserem Gehirn und unserem Körper, liegen circa 750.000 bis fünf Millionen Kilometer an Nerven, die uns als Energieleitbahnen zur Verfügung stehen. Diese Leitbahnen sind ein zentrales Werkzeug bei unserer Selbstheilung und sie sind auch die Basis des *Body Scan*, mit dem wir Problemzonen identifizieren können. Denn wir können sie willentlich aktivieren. Auch der Body Scan, bei dem wir mit diesen Leitbahnen arbeiten, ist eine im Grunde recht einfache Übung, die vor allem eines braucht: Ruhe und Aufmerksamkeit.

Idealerweise schließen Sie den Body Scan an das Energieholen an. Richten Sie Ihre Aufmerksamkeit mit geschlossenen Augen nach innen und scannen Sie zunächst Ihre Arme. Schicken Sie gedanklich Energie in eine Schulter und wandern Sie von dort den Oberarm entlang nach unten. Arbeiten Sie dabei mit Ihrem Atem. Atmen Sie ruhig und gleichmäßig. Fühlen Sie, wie Ihre Atemenergie zu Ihrem Arm und durch ihn fließt. Lassen Sie diese Energie vor allem beim Ausatmen in Ihren Arm ausstrahlen. Fühlen Sie, wie Ihr Arm an der Stelle, an der Sie gerade sind, wärmer wird und vielleicht sogar kribbelt. Ellenbogen, Unterarm, Handgelenk. Scannen Sie jeden einzelnen Finger bis in die Fingerspitzen. Scannen Sie Ihren zweiten Arm auf die gleiche Art.

Lenken Sie nun Ihre Aufmerksamkeit auf den Kopf. Bündeln Sie die Energie Ihrer Gedanken und Ihres Atemflusses dort. Fühlen Sie Ihre Kopfhaut, Ihre Schädeldecke, Ihr Gehirn, Ihre Augen, Ihr Gesicht, Ihre Nase, Ihren Mund und Ihre Wangen. Fühlen Sie, wie sich Ihre Gesichtsmuskulatur entspannt, während Sie sie scannen, und lassen Sie zu, dass Ihr Mund sich leicht öffnet.

Nehmen Sie im Kopf eine Blockade wahr? Wollen sich zum Beispiel die Muskeln der linken oder der rechten Gesichtshälfte nicht entspannen? Haben Sie das Gefühl, nicht richtig an Ihre Augen heranzukommen? Merken Sie sich die Stelle.

Gehen Sie mit Ihrer inneren Aufmerksamkeit und dem gelenkten Fluss Ihrer Atemenergie weiter Ihren Körper durch. Fühlen Sie Ihren Hals. Alles in Ordnung? Oder ist da etwas? Auch wenn es dort gerade keine Blockade und kein Problem gibt, tut es Ihren Armen, Ihrem Kopf, Ihrem Hals und allen anderen Teilen Ihres Körpers gut, wenn Sie Ihnen auf diese Art Aufmerksamkeit schenken. Ich mache das mittlerweile völlig automatisch während Sitzungen, Vorträgen oder zwischen Gesprächen und hole mir so mithilfe des Body Scan auch gleichzeitig Energie.

Brust und Brustkorb. Herz, Lunge. Alles wird warm oder beginnt zu kribbeln, wenn Sie dort bei Ihrem Body Scan vorbeischauen. Magen, Darm, Leber und Nieren. Danach die unteren Extremitäten. Spüren Sie die Wärme oder das Kribbeln? Dann funktioniert Ihr Body Scan.

Die Blockade

Was bedeutet es, wenn Sie an eine Blockade gelangen? Wenn Sie bei Ihrem Körperscan auf einmal nicht mehr weiterkommen, dann sind Sie in eine Körperregion gelangt, die weniger gut durchblutet und wahrscheinlich nicht oder nicht ganz gesund ist. An so einer Stelle kommen Sie bei Ihrem Body Scan nicht einfach vorbei.

Sie spüren zum Beispiel, dass Ihr linkes Knie nicht so gut anspricht wie andere Körperregionen. Vielleicht fühlt es sich kühler an. Es könnte eine Verspannung sein, ein kleines Wehwehchen oder eine Überbelastung. Die Folgen davon werden sich vielleicht erst später bemerkbar machen. Merken Sie sich auch das Knie.

Heilen mit dem inneren Magnetismus

Sie wissen spätestens am Ende des Body Scan, wenn Sie bei Ihren Zehenspitzen angekommen sind, welche Körperteile Sie mit Ihrer Selbstheilungsenergie behandeln wollen. Nehmen wir an, es handelt sich um Ihr Knie. Wie gehen Sie jetzt vor?

Setzen Sie sich wieder entspannt hin. Nehmen Sie eine stabile und aufrechte Haltung ein. Die Füße sollten wieder gut geerdet auf dem Boden stehen. Wenn es nicht zu kalt ist, ziehen Sie die Schuhe am besten aus.

Denken Sie sich nun wie beim Body Scan aktiv in Ihr Knie hinein und schicken Sie die Energie Ihres Atemflusses genau dorthin, verweilen Sie aber dieses Mal dort. Lenken Sie Ihren gesamten Fokus nur darauf. Seien Sie mit Ihrer ganzen Aufmerksamkeit in Ihrem Knie. Bauen Sie dort gezielt Wärme oder ein Kribbeln auf. Vielleicht haben Sie das Gefühl, dass Ihr Knie größer wird. Bleiben Sie dran, solange Sie können. Schicken Sie mehr und mehr Energie hin. Spüren Sie es? Sie arbeiten gerade mit Ihrem inneren Magnetismus.

Noch besser können Sie dessen Effekte nutzen, wenn Sie dabei Ihre Hände einsetzen, ähnlich wie ich es bei meinen Behandlungen tue.

Bereits Napoleon schien intuitiv zu wissen, welche Heilkräfte für seinen Körper von seinen eigenen Händen ausgingen. Maler und Porträtisten zeigten ihn aus gutem Grund gerne in aufrechter Haltung mit der rechten Hand auf seinem Unterbauch. Was auf den ersten Blick wie eine geübte Pose der Erhabenheit aussehen mag, hat in Wirklichkeit einen medizinischen Hintergrund. Napoleon litt an schlimmen Bauchschmerzen, möglicherweise weil er Arsen als Aufputschmittel nahm und damit unwissentlich seine Magenschleimhaut schädigte.

Wenn wir Schmerzen haben, greifen wir instinktiv auf die betroffene Stelle. Das Handauflegen ist ein Urinstinkt, so viel ist sicher. Das Handauflegen durch andere gilt sogar als eine der ersten Heilmethoden der Menschheitsgeschichte.

»Ein unerklärbarer oder bis heute noch unerklärter Einfluss geht von der Handfläche aus«, schrieb der bereits erwähnte Leibarzt Otto von Bismarcks, Ernst Schweninger. »Der bewusste Arzt weiß, was für einen Mittler und Helfer er an seiner Hand hat. (...) Ob Wärme oder Strahlung, es ist nicht abzuleugnen. Die Hand gewisser Menschen besitzt Gewalt über bestimmte andere Menschen. Die Hand kann durch Auflegen, Streichen, durch Zufassen nicht nur

Schmerzen lindern, sie kann unbestreitbar nachzuweisende Veränderungen in den oberflächlichen Gewebeteilen hervorrufen und selbst Tiefenwirkungen erzeugen.«

Ich stimme mit Schweninger überein, allerdings glaube ich wie gesagt, dass die heilende Wirkung von Händen nicht nur von »gewissen Menschen« ausgehen kann, sondern, wie der gesamte Magnetismus, in unterschiedlichem Maß und je nach innerer Ordnung und Reflexivität von allen. Außerdem würde ich diesem Zitat noch hinzufügen, dass unsere Hände als »Mittler und Helfer« auch bei unserer Selbstheilung dienlich sind. Wir haben alle das Potenzial, mit unseren Händen Heiler zu sein beziehungsweise Heilung zu unterstützen. Fangen wir damit bei uns selbst an!

Wissenschaftlich belegbar ist, dass schon der Body Scan die Gefäße erweitert und das Blut besser fließen lässt. Wenn wir unsere Heilungsenergie auf eine bestimmte Stelle konzentrieren, verstärkt sich dieser Effekt, und wenn wir dazu unsere Hände einsetzen, tut er das noch einmal.

Berühren Sie, um bei unserem Beispiel zu bleiben, Ihr Knie. Berühren Sie jeden Körperteil möglichst immer auf zwei gegenüberliegenden Seiten, also das Knie auf der Kniescheibe und in der Kniekehle. Im Idealfall bilden Ihre Hände immer zwei gegenüberliegende Pole.

Halten Sie die Position, solange es Ihnen angenehm ist. Selbst ein paar Minuten reichen bereits, um die betreffende Stelle mit Wärme, Durchblutung, Sauerstoff und Energie zu versorgen und so die Selbstheilung zu beschleunigen oder überhaupt erst auszulösen.

Auch Ärzte haben vor der Bildgebung im Röntgen und vor der Vorstellung modernster Geräte Patienten bei der Erstuntersuchung mit den Händen abgetastet und untersucht. Heutzutage werden Patienten meist gar nicht mehr angegriffen und direkt zur Geräteuntersuchung geschickt.

Schmerz abstreichen

Oft genug unterschätzen wir die Kraft unserer Gedanken. Sie ist stark. Phantomschmerzen an amputierten Gliedern sind einer der vielen Belege dafür. Das Gleiche gilt für Halluzinationen, also für Dinge, die wir, wenn wir am Rande unserer Kräfte sind, sehen, obwohl sie gar nicht existieren. Unser Gehirn trickst uns ziemlich oft aus, aber zum Glück haben wir die Fähigkeit, es unsererseits auszutricksen, wenn es zum Beispiel um Schmerz geht. Wir können ihn »abstreichen«, um in der Sprache des Magnetismus zu bleiben. Das Gehirn fällt darauf herein und nimmt ihn nicht mehr wahr.

Um Ihren Schmerz abzustreichen, nehmen Sie wieder eine angenehme Haltung ein. Am besten funktioniert auch das, nachdem Sie sich mit Energie aufgeladen oder einen Body Scan durchgeführt haben.

Legen Sie zuerst Ihre Hände auf die betreffende Stelle. Entweder direkt auf den Körper oder leicht darüber schwebend. Ziehen Sie nun den Schmerz oder die Verspannung mit streichenden Bewegungen ab. So als würden Sie tatsächlich etwas aus Ihrem Körper herausziehen. Tun Sie das mit Selbstbewusstsein, auch wenn Ihnen diese Bewegung beim ersten Mal befremdlich erscheint. Danach werfen Sie den Schmerz einfach weg. Schütteln Sie Ihre Hände aus und werden Sie ihn los.

Vielleicht zweifeln Sie anfangs an der Wirkung dieser Übung. Vielleicht nehmen Sie zunächst gar keine wahr. Doch selbst in diesem Fall profitieren Sie davon. Denn diese Übung bewirkt ebenso wie der Body Scan und das Fokussieren Ihrer Gedanken- und Atemenergie auf eine bestimmte Stelle etwas in unserem Gehirn. Wir defokussieren dadurch zum Beispiel.

Defokussierung ist ein eng mit der Meditation verbundener Begriff. Er bedeutet, Gedanken, Geräusche und Körperreaktionen auszublenden, ohne sie zu be- oder zu verurteilen. Wenn wir defokussiert sind, lassen wir sie einfach durchziehen, so wie wir Wolken dabei zusehen, wie sie kommen und gehen. Defokussieren zu können, ist eine wichtige Kunst, die uns nicht nur hilft, den Schmerz loszulassen. Sie verbessert das Leben in vielerlei Hinsicht. Damit können wir im Alltag Distanz, zum Beispiel zu provozierenden Menschen, wahren und stressige Situationen zwar neutral wahrnehmen, innerlich aber aus ihnen aussteigen.

Schmerzen aufgrund aktueller Knochenbrüche, Schnittwunden oder entzündeten Organen lassen sich mit dem Abstreichen nicht sofort lindern, doch das Abstreichen trägt dann nachweislich zur Heilung bei.

Wirkung dank Biofeedback

Forscher haben zum Beispiel herausgefunden, dass bereits der Gedanke an kaltes Wasser auf der Haut etwas im Körper und im Gehirn verändern kann. Die Blutgefäße ziehen sich zusammen, als wäre der Körper tatsächlich in Kontakt damit gekommen. Die darauf basierende Methode des sogenannten *Biofeedbacks* kommt schon seit mehreren Jahren vor allem bei der Behandlung von Erkrankungen, bei denen bestimmte Körperfunktionen zu stark oder zu schwach ausgeprägt sind, erfolgreich zum Einsatz. Dazu zählen zum Beispiel Migräne, Rückenschmerzen oder chronische Muskelverspannungen.

Im ersten Schritt der Behandlung misst ein Sensor den Blutfluss an einer betroffenen Stelle. So etwa kann die Ursache von Migräne eine Verengung und anschließende schlagartige Weitung der Arterie an der Schläfe sein. In diesem Fall misst der Sensor den Blutfluss an der Schläfenarterie. Ein Computer stellt das Ergebnis grafisch dar. Die Patienten sehen so, was in ihrem Körper vorgeht. Sie verstehen, was zu ihren Schmerzen führt. Die Ärzte zeigen ihnen damit etwas Wahrnehmbares und das hat einen großen Vorteil: Was wir sehen, können wir verstehen und leichter verändern.

Im zweiten Schritt geht es um diese Veränderung. Im Fall der Migräne sollen die Patienten versuchen, ihre Gefäßweite zu manipulieren. Das entscheidende Instrument dabei ist natürlich wiederum die Energie ihrer Gedanken und die ihres Atemflusses. Der Computerbildschirm zeigt ihnen währenddessen, ob oder wie gut ihnen dies gelingt.

Dass Biofeedback funktioniert, beweisen zahlreiche Studien. Damit lassen sich Schmerzen um fünfzig bis sechzig Prozent mildern, was mit einer medikamentösen Behandlung gleichzusetzen ist. Zwar erfordert es mehr Motivation und Zeit, dafür gibt es keine Nebenwirkungen. Außerdem ist der Effekt der Behandlung nachhaltiger als die reine Medikamentengabe.

Wenn Patienten den Dreh mit dem Biofeedback einmal heraushaben, können sie ihn auch ohne ärztliche Begleitung laufend anwenden. Denn irgendwann brauchen sie die Computerrückmeldungen nicht mehr, um die Kraft ihrer Gedanken genau richtig einzusetzen.

Genauso brauchen viele von Ihnen auch bei Ihrer Selbstheilung nach einer Weile keine Vorbereitung und keinen besonderen Ort mehr. So wie ich mich bei meinen magnetischen Behandlungseinheiten von jetzt auf gleich in den erforderlichen leicht meditativen Zustand versetzen und mit meinen Behandlungen beginnen kann, schaffen Sie das bei Ihren Selbstheilungseinheiten prompt und wenn nötig auch im vollen Bus zur Arbeit.

Die Biofeedback-Therapie, die vor allem im Rahmen der Verhaltenstherapie zum Einsatz kommt, ist einer der Beweise dafür, dass wir mit der Kraft unserer Gedanken und unseres Atemflusses körpereigene Prozesse verändern und zu unserer Heilung beitragen können. Ich bin mir sicher, dass die Wissenschaft noch viele andere Beweise dafür finden wird.

·

AKUPRESSURPUNKTE

Selbstheilung per Fingerdruck. Wer die richtigen Punkte kennt, kann damit viel erreichen. Bekannt sind sie seit Tausenden Jahren.

1984, als Magnetismus noch ein Fremdwort für mich war, litt ich an einer schweren Kieferhöhlenentzündung. Ich musste punktiert werden, bekam ein Röhrchen eingesetzt und musste mich mit dieser Erkrankung so intensiv auseinandersetzen, dass ich am Ende sogar medizinische Vorträge mit dem eingesetzten Röhrchen hielt. Auch als das Röhrchen längst wieder entfernt war, reagierte meine Kieferhöhle noch, wenn ich unter Stress stand. Sie blieb ein Indikator für Stress.

Gelegentlich nützte ich die mir aus beruflichen Gründen zur Verfügung stehenden Ultraschallgeräte, um zu sehen, ob sich Flüssigkeit in der Kieferhöhle angesammelt hatte. Das war manchmal der Fall, doch etwas anderes fiel mir mehr auf. Nach jeder dieser Untersuchungen, die mit Berührungen und einer Art leichten Massage der kleinen Wölbung unter meinem Auge einherging, ließ der Schmerz in meiner Kieferhöhle nach und die Schwellung ging zurück.

1989, als ich von der Wiener Universitätsklinik ins Kaiser-Franz-Josef-Spital wechselte und als Folge des großen beruflichen Wechsels mit seinen neuen Herausforderungen entsprechend unter Druck stand, kam der Schmerz in meiner Kieferhöhle wieder zurück. Instinktiv massierte ich die Region unter dem Auge, weil ich bereits wusste, dass es funktionierte. Ein Arzt des damals für mich neuen Krankenhauses beobachtete mich bei meinen Selbstheilungsversuchen. Ich dachte, er fand sie verrückt, und rechtfertigte mich unaufgefordert. »Ich habe ein Problem mit meiner Kieferhöhle«, sagte ich. »Wenn ich hier massiere, wird es besser.«

»Kein Wunder«, sagte er, »Sie massieren ja einen Akupressurpunkt der Kieferhöhle.«

Ich hatte mich noch nie mit der traditionellen chinesischen Medizin (TCM) oder den Akupressurpunkten beschäftigt. Trotzdem hatte ich meine Fingerspitzen auf genau die richtige Stelle gelegt. Inzwischen gehe ich bewusst mit diesen Punkten um, auch beim Magnetismus. Ich nehme sie bei meinen Behandlungen sozusagen immer mit. Allerdings gehe ich als Magnetiseurin großflächiger vor. Ich behandle nicht einzelne Akupressurpunkte am Fuß oder auf anderen Körperteilen, sondern gleich den ganzen Fuß oder den kompletten Körperteil.

Wer seine Akupressurpunkte nutzen will, braucht weder einen Arzt noch einen Magnetiseur. Das ist das Tolle an ihnen. Jeder kann diese Punkte selbst stimulieren, so die eigenen Energiemeridiane öffnen und bestimmte Organe oder andere Körperteile von Dysfunktionen und Schmerz befreien.

Qi, die Lebensenergie

In China ist die Akupressur seit mehr als 5.000 Jahren als Therapieform erfolgreich. Die Chinesen waren immer überzeugt, dass unser Körper mit Energien für die Selbstheilung ausgestattet ist und dass diese Energien durch bestimmte Kanäle, die bereits erwähnten Meridiane, fließen. Das Stimulieren bestimmter auf diesen Meridianen liegender Punkte reguliert demnach den Durchfluss der Lebensenergie im gewünschten Sinn. Diese Energie hat im Chinesischen auch einen Namen. Sie heißt Qi.

Das Qi lässt sich als feinstoffliche Substanz verstehen, also als eine Art hypothetische Form von Materie, die feiner und beweglicher ist als grobstoffliche Materie, aus der sichtbare Körper bestehen. Im Qi manifestieren sich unter anderem unser Atem, die Luft ganz allgemein, aber etwa auch unsere Gedanken und Gefühle.

Das Qi fließt gemäß der TCM durch zwölf Hauptmeridiane, die in Längsrichtung entlang beider Körperseiten verlaufen und immer jeweils ein Organ oder eine Organgruppe durchqueren.

Die Meridiane sind, genau wie unsere Blutbahnen, miteinander verknüpft. Bei einem gesunden Menschen sollten sie einen ungestörten Fluss des Qi durch den ganzen Körper gewährleisten. Sind diese Meridiane aufgrund eines physischen oder psychischen Ungleichgewichts blockiert, kann das Qi nicht gut genug durch den Körper fließen. Das mit dem blockierten Meridian verbundene Organ ist dann in seiner Funktion beeinträchtigt. Krankheit oder Schmerz können entstehen.

Insgesamt sind ungefähr fünfzig Energiebahnen bekannt. Darauf gibt es rund 400 Akupressurpunkte. Zwölf davon haben sich bei der Heilung von Krankheiten besonders bewährt, weshalb ich sie Ihnen hier vorstellen möchte. Sie können alle davon sehr einfach selbst durch Massage und Druck stimulieren.

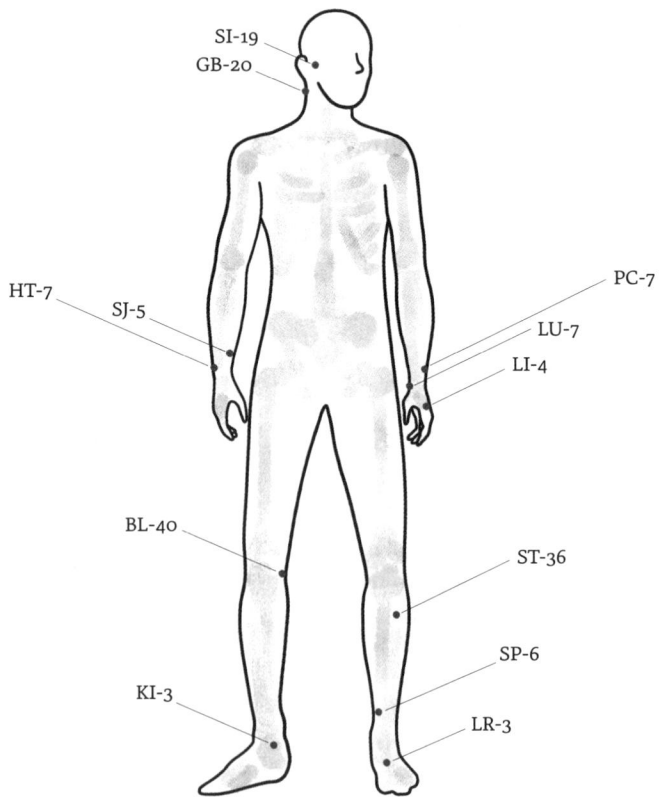

Erstens. *Lungenmeridian*
Akupressurpunkt LU-7

Der Lungenmeridian mit seinen elf Akupressurpunkten verläuft an der Innenseite der Arme bis zu den Daumen. Den
siebten Punkt finden Sie, indem Sie vom Daumen aus in
Richtung der Vertiefung oberhalb des Handgelenks streichen. Eine Daumenbreite davon entfernt befindet er sich
am herausstehenden Knochen des seitlichen Arms. Die Stimulation dieses Punktes verschafft Linderung bei Asthma
und Atemlosigkeit und kann Abhilfe bei Migräne, Nackenschmerzen, Erkältungen und Halsschmerzen schaffen.

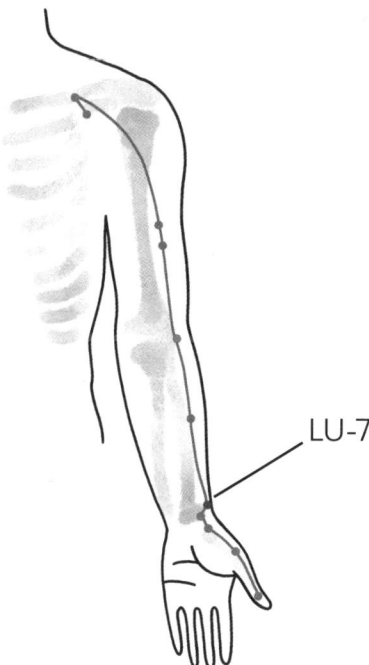

LU-7

Zweitens. *Dickdarmmeridian*
Akupressurpunkt LI-4

Der Dickdarmmeridian beherbergt zwanzig Akupressurpunkte und fließt vom Zeigefinger über die Außenarmsei-
te bis zum Seitenflügel der Nase. Der vierte Punkt befindet
sich in der Vertiefung der Hand, dort, wo der Knochen des
Daumens auf den Knochen des Zeigefingers trifft. Er gilt als
der effektivste Anti-Schmerz-Punkt. Zum Beispiel bei Kopfschmerzen kann er effizient sein. Außerdem wirkt seine Stimulation entzündungshemmend und hilft bei Verdauungs-
problemen sowie bei der Ableitung überschüssiger Wärme,
die zu Fieber und Nasenbluten führen kann.

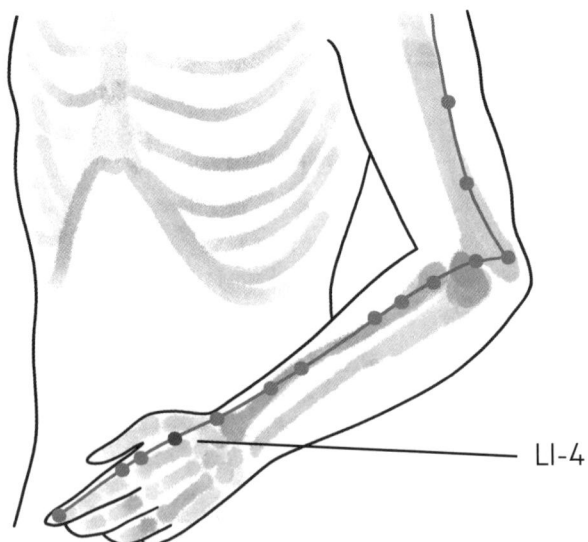

LI-4

Drittens. *Magenmeridian*
Akupressurpunkt ST-36

Der Magenmeridian verfügt über 45 Akupressurpunkte. Er hat seinen Ursprung unter dem Auge und verzweigt sich dann. Der erste Zweig fließt über die Wange, der zweite über den Hals, die Brust und den Bauch bis in die zweite Zehe. Der Akupressurpunkt 36 befindet sich auf der äußeren Vorderseite des Unterbeins in einer Vertiefung zwischen Schienbein und Muskel, ungefähr vier Finger breit unter der Kniescheibe. Die Druckmassage dieses Punktes hilft bei Verstopfung, Blähungen und Durchfall. In der chinesischen Medizin gilt der ST-36 als allgemeine Kraftquelle, als Jungbrunnen und als entscheidender Energieherd, um Diabetes zu verhindern. Seine Druckmassage unterstützt auch bei der Behandlung von Arthritis. Da sie zu einer Erhöhung der Magensäure führen kann, sollten Sie bei Magengeschwüren darauf verzichten.

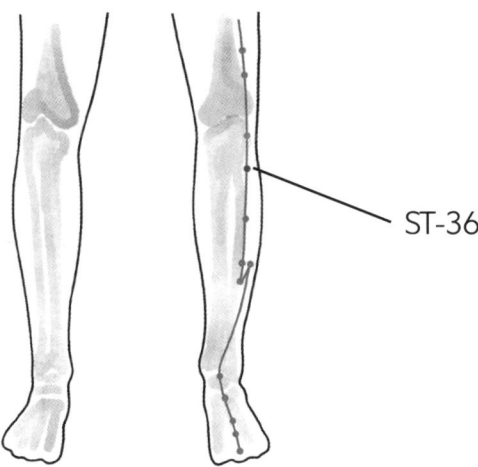

ST-36

Viertens. *Milzmeridian*
Akupressurpunkt SP-6

Der Milzmeridian umfasst 21 Akupressurpunkte, die sich zwischen der großen Zehe und der Milz verteilen. Der sechste Punkt liegt auf der Innenseite des Unterschenkels, etwa vier Finger breit oberhalb des Knöchels. Die Druckmassage des SP-6 kann Völlegefühl und Verdauungsprobleme, Stress, Erschöpfung, Müdigkeit und Angstzustände lindern sowie die Blutproduktion und die Milzfunktion ankurbeln. Wir könnten ihn auch den »Coronapunkt« nennen, denn die Milz spielt eine wichtige Rolle bei unserem Immunsystem. Das kleine Organ ist an der Reifung und Speicherung der Lymphozyten und der Ausscheidung alter Zellen beteiligt. Die Milz aktiviert bestimmte weiße Blutkörperchen, mobilisiert die Makrophagen (Fresszellen) und andere immunrelevante Zellen, die wichtig für die Abwehr von Krankheitserregern und die Vernichtung von Abbauprodukten sind.

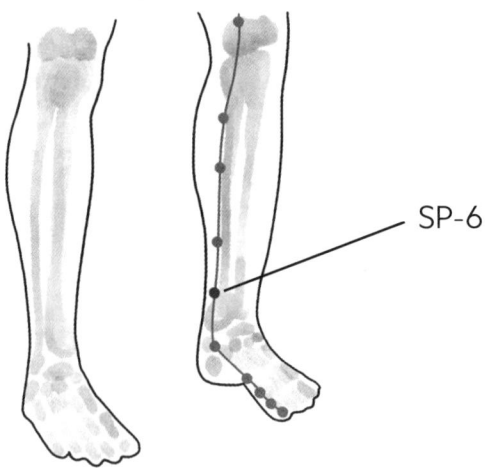

SP-6

Fünftens. *Herzmeridian*
Akupressurpunkt HT-7

Der Herzmeridian und seine neun Akupressurpunkte verlaufen von der Achselhöhle entlang der Innenseite der
Arme und enden beim kleinen Finger. Um Herzproblemen
vorzubeugen und sie zu behandeln und um Depressionen,
Ruhelosigkeit, Schlafproblemen und Burn-out entgegen-
zuwirken, lokalisieren und massieren Sie den HT-7 in der
Handgelenksfalte auf dem Knochen zwischen Daumen und
kleinem Finger.

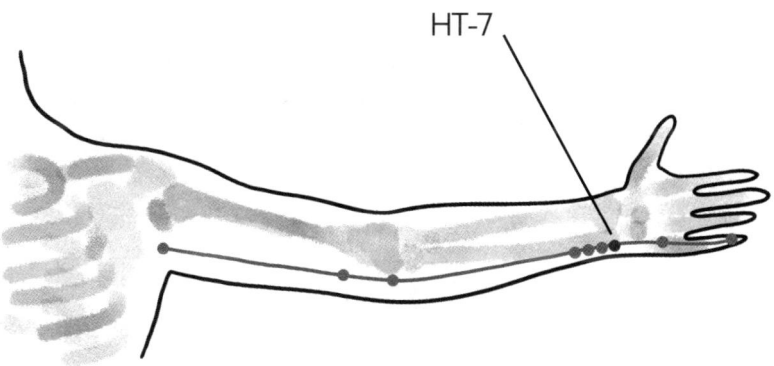

HT-7

Sechstens. *Dünndarmmeridian*
Akupressurpunkt SI-19

Der Dünndarmmeridian mit seinen 19 Akupressurpunkten verläuft vom kleinen Finger über die Außenseite der Arme zum Ohr. Beim Öffnen des Mundes macht sich eine Vertiefung kurz vor dem Ohr bemerkbar. Dort liegt der 19. Punkt des Dünndarmmeridians. Seine Druckmassage hilft bei sämtlichen Ohrenbeschwerden, Hörproblemen, Tinnitus und Entzündungen im Ohr- und Kieferbereich. Das ist auch einer der Punkte, die ich unbewusst zur Behandlung meiner Kieferhöhlenbeschwerden stimuliert habe.

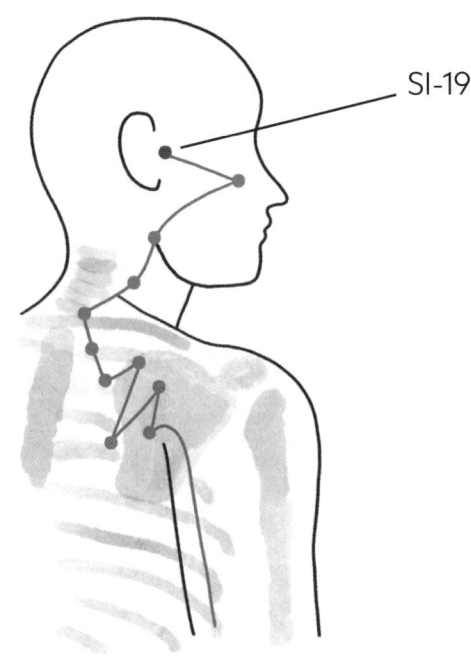

SI-19

Siebtens. *Blasenmeridian*
Akupressurpunkt BL-40

Der Meridian, der vom Kopf über den Nacken, die Wirbelsäule und die Hinterseite des Schenkels bis zur kleinen Zehe
reicht, umfasst 67 Akupressurpunkte. Der wohl wirksams-
te ist der vierzigste, der sich in der Kniekehle zwischen den
zwei großen Sehnen ertasten lässt. Seine Stimulation hilft
vor allem bei Knie-, Hüft- und Rückenschmerzen, aber auch
bei Hautproblemen, Durchfall und Übelkeit.

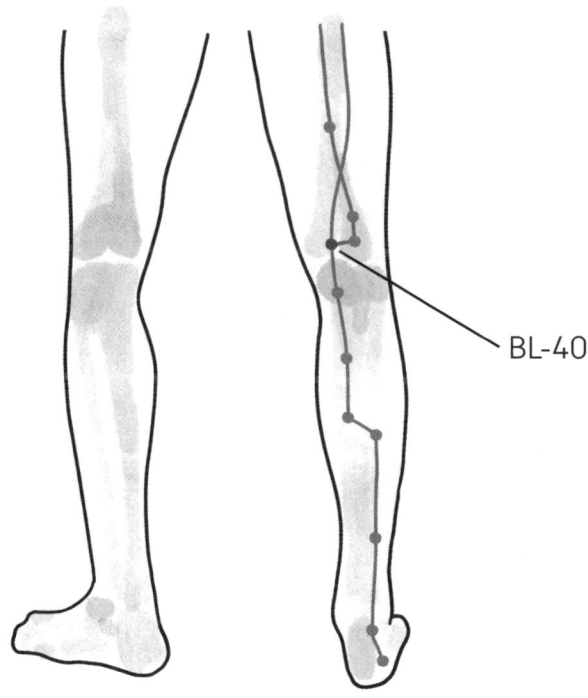

BL-40

Achtens. *Nierenmeridian*
Akupressurpunkt KI-3

Der Nierenmeridian erstreckt sich von der Fußhöhle über die Innenseite der Schenkel und den Bauch bis zur Brust und umfasst 27 Akupressurpunkte. Besonders interessant ist der dritte, der auf der Fußinnenseite zwischen Achillessehne und Knöchel liegt. Seine Stimulation kann Hals-, Zahn- und Rückenschmerzen sowie Tinnitus, Asthma und Menstruationsbeschwerden mildern.

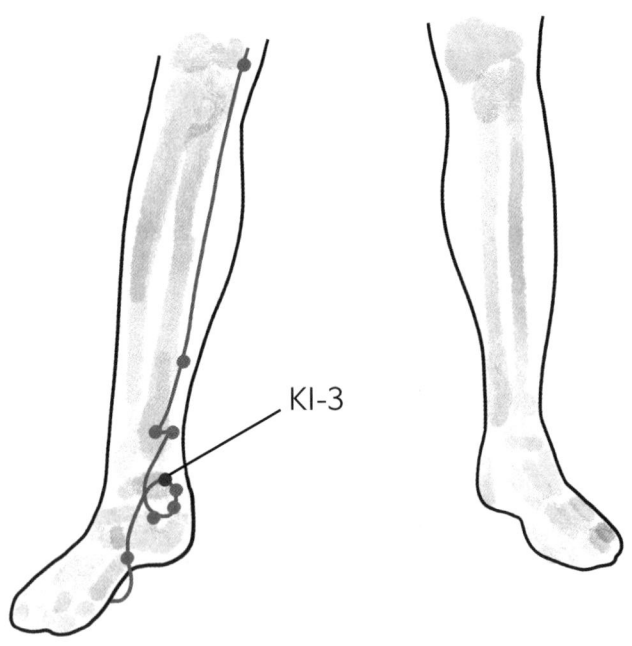

KI-3

Neuntens. *Perikardmeridian*
Akupressurpunkt PC-7

Der von der Achselhöhle über die Seiten der Innenarme bis
zum Mittelfinger verlaufende Meridian umfasst neun Akupressurpunkte. Der siebte befindet sich in der Mitte des
Handgelenks zwischen den beiden Sehnen. Seine Massage
in kreisförmigen Bewegungen gegen den Uhrzeigersinn
kann Herzrasen, Brustschmerzen, Nervosität und Gastritis
lindern.

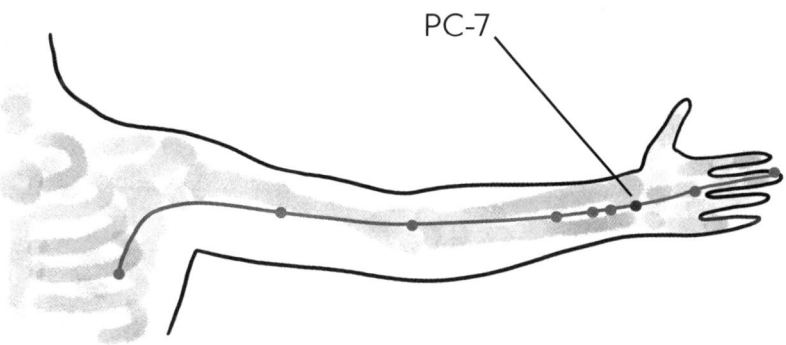

PC-7

Zehntens. *Der dreifache Erwärmer*
Akupressurpunkt SJ-5

Vom Ringfinger über die Schulter und das Ohr bis zum äußeren Ende der Augenbraue erstreckt sich der Meridian mit dem klingenden Namen »Dreifacher Erwärmer«. Der fünfte seiner 23 Akupressurpunkte liegt, von der äußeren Handgelenksfalte aus gesehen, zwei Daumen breit in Richtung Ellenbogen. Seine Druckmassage kann bei Schmerzen in den Armen und Händen sowie bei Kopf- und Nackenschmerzen helfen.

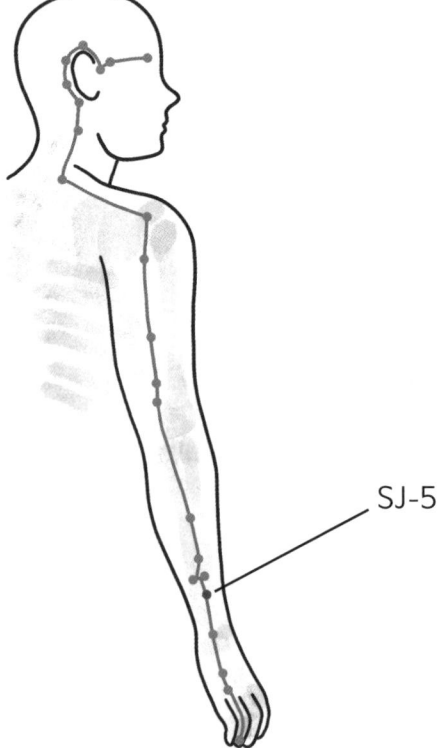

SJ-5

Elftens. *Gallenblasenmeridian*
Akupressurpunkt GB-20

Er verläuft über die Außenseite der Augen, das Ohr, die Rippen, die Lende und die Außenseite der Schenkel zur zweitkleinsten Zehe und umfasst 44 Akupressurpunkte. Der zwanzigste Punkt liegt in der Vertiefung zwischen Ohr und Nacken und nützt bei der Behandlung von Fieber, Erkältungen, Kopf- und Nackenschmerzen sowie bei Augenproblemen und Bluthochdruck.

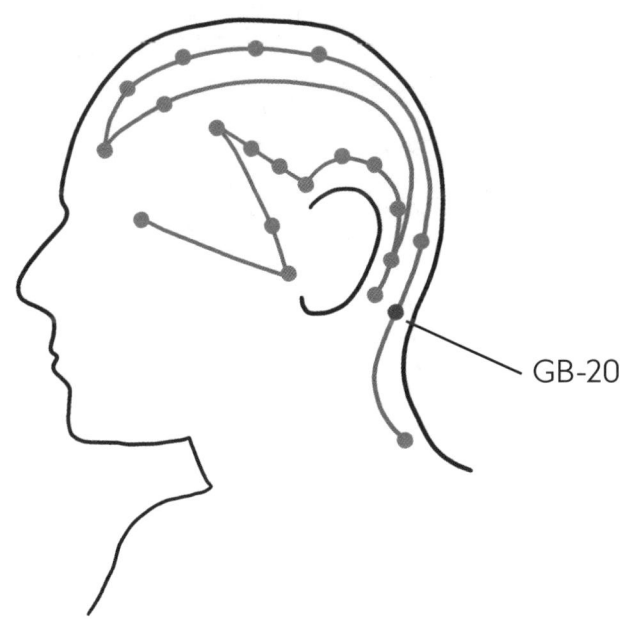

GB-20

Zwölftens. *Lebermeridian*
Akupressurpunkt LR-3

Der letzte der zwölf wirkungsvollsten und relevantesten Akupressurpunkte ist einer der 14 sogenannten Leberpunkte auf dem Meridian zwischen der Brust und der großen Zehe. Der dritte Punkt liegt in der Vertiefung zwischen der großen und der zweitgrößten Zehe, etwa drei Finger breit in Richtung Knöchel. Ihn kreisförmig gegen den Uhrzeigersinn zu massieren, kann Stress, Wut, Depressionen sowie Kopf- und Menstruationsschmerzen lindern. Vor allem Männer ab fünfzig sollten ihn kennen, denn regelmäßiger Druck auf diesen Punkt kann sich als eine erstaunlich wirkungsvolle Maßnahme gegen Bluthochdruck erweisen.

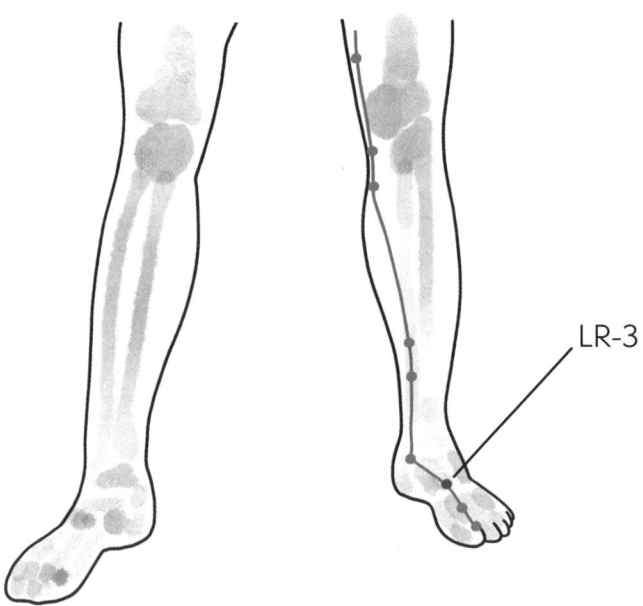

LR-3

Vorsicht ist geboten

Behandeln Sie die Akupressurpunkte mit Vorsicht. Führen Sie die Behandlung in entspannter Atmosphäre und nie direkt nach einer Mahlzeit durch. Waschen Sie sich unbedingt zuvor die Hände und üben Sie anfangs nur leichten Druck aus. Grundsätzlich beruhigt starker Druck den Energiefluss, sanfter regt ihn an. Ein leichter Schmerz ist akzeptabel, richtig wehtun sollte die Massage aber nicht. Auch Klopfen, Kneten oder Massieren des Akupressurpunkts kann Disharmonien im Körper beheben. Wollen Sie eine Körperregion anregen, dann massieren Sie gegen den Uhrzeigersinn, zum Dämpfen von etwas, zum Beispiel von Schmerz, massieren Sie mit dem Uhrzeigersinn.

Hier sind drei Beispiele für die Selbstbehandlung:

Erstens. *Verstopfte Nase*

Drücken Sie mit zwei Fingern auf die tieferen Punkte am Nasenansatz. Drei bis fünf Minuten sollten ausreichen.

Zweitens. *Kopfschmerzen*

Greifen Sie sich an den Hinterkopf und massieren Sie die beiden Vertiefungen am Kopfansatz. Drücken Sie mit dem Daumen auf der einen und dem Zeige- und Mittelfinger auf der anderen Seite und massieren Sie die Punkte. Achten Sie dabei auf Ihre Atmung. Sie sollte ruhig sein.

Drittens. *Abgeschlagenheit und Nervosität*

Drücken Sie mit beiden Daumen den Punkt am Fußballen kurz unterhalb der Zehengelenke. Massieren Sie den Bereich zwei bis drei Minuten lang.

Fazit

Durch die Aktivierung der Meridiane über die Akupressurpunkte können Sie bestehende Blockaden im Körper lösen und das Qi, die Lebensenergie, wieder frei fließen lassen. Nicht ohne Grund kommt die Akupressur erfolgreich bei vielen Leiden wie etwa Bluthochdruck, Verdauungsstörungen, Schlafproblemen, Kopfschmerzen, Zahnschmerzen, Stress, Asthma und Arthritis zum Einsatz.

Die Headschen Zonen

Dass die Akupressurpunkte mehr als nur chinesischer Hokuspokus sind, ist längst bewiesen. Mehrere Studien der vergangenen Jahre belegen eine eindeutige Wirkung der Akupressurbehandlung. So ist unter anderem die Wirkung bei Übelkeit, Erbrechen, Muskelschmerzen, Atembeschwerden, Erschöpfungssyndrom und Schlafstörungen wissenschaftlich belegt. Außerdem fanden Forscher heraus, dass die Stimulation der Akupressurpunkte auch bei allergischen Symptomen, Atemwegsinfekten, Stress und Menstruationsbeschwerden Abhilfe schaffen kann.

Doch nicht nur die traditionelle chinesische Medizin bedient sich der Energieflüsse unseres Körpers, die unsere Organe mit Punkten an der Körperoberfläche verbinden. Der britische Neurologe Sir Henry Head, der sich Ende des 19. und Anfang des 20. Jahrhunderts intensiv mit den Nervenbahnen des Menschen auseinandersetzte, kam zu dem Schluss, dass es gewisse Hautareale gibt, die über das zugehörige Rückenmarkssegment Querverbindungen zwischen dem somatischen Nervensystem (es regelt die willkürlichen Abläufe in unserem Körper) und dem vegetativen (es regelt die unwillkürlichen Abläufe) darstellen.

Den *Headschen Zonen*, so heißen diese Hautareale seither, sind innere Organe zugeordnet. Wir empfinden an diesen Stellen bei Druck einen verstärkten Schmerz, wenn das damit verbundene Organ beschädigt ist. Auch die Stimulation der Headschen Zonen, auf die ich hier nicht näher eingehen will, zu denen sich online aber nützliche Informationen finden, kann bei der Selbstheilung helfen.

Ursachenforschung

Egal für welche Methode der Selbstheilung Sie sich letzten Endes entscheiden, wichtig ist dabei immer auch die Ermittlung der Ursachen.

Haben Sie mithilfe des Body Scan Problemzonen erkannt oder wissen Sie bereits aus leidvoller Erfahrung, dass zum Beispiel Ihr Knie angeschlagen oder Ihr Rücken verspannt ist, müssen Sie herausfinden, wie es dazu kam. Das schaffen

Sie nicht ohne gute Ärzte. Sie können aber Ihren Lebensstil beobachten. Vielleicht wissen Sie sogar im Grunde schon, was Ihre Probleme verursacht. Danach können Sie mit leichten Änderungen viel erreichen.

Unsere Vorfahren waren bekanntlich Zehntausende Jahre lang Jäger. Sie waren ständig einem enormen körperlichen Stress und einer großen Anstrengung der Muskeln, vor allem im Bein- und Armbereich, ausgesetzt. Heute müssen wir uns diesem Stress nur noch bis zu einem bestimmten Grad aussetzen. Wir müssen nicht unvermittelt losrennen, außer wir verpassen sonst die Straßenbahn, und wir müssen nicht ständig kampfbereit sein. Wir belasten und verschleißen unseren Körper jetzt auf andere Weise und vieles davon kann uns krank machen, ohne dass es uns richtig bewusst ist. Denn dass wir uns nicht großartig bewegen, heißt noch lange nicht, dass wir nicht ständig Muskeln verwenden, indem wir sie anspannen oder entspannen.

Vor allem die Gesichtsmuskulatur, die Schläfenmuskulatur und die Nacken- und Rückenmuskulatur sind die Problemzonen der modernen Gesellschaft. Dazu zählt auch die Magenmuskulatur, denn das industriell hergestellte Essen und unsere kaum noch natürliche Ernährung machen unseren inneren Organen und den darin liegenden Muskeln zu schaffen.

Die Folgen sind Verspannungen, die wir anders als Rückenverspannungen vielleicht gar nicht bemerken und die dann andere Leiden auslösen können. Migräne, Augenprobleme oder Gastritis zum Beispiel haben oft indirekt mit

unserem Lebensstil zu tun. Anders ausgedrückt: Wenn Sie
Ihren Job nicht mögen, können Sie noch so oft Ihren Akupressurpunkt HT-7 am Herzmeridian massieren und Sie
werden dennoch das Problem nicht lösen. Sie werden es
vielleicht lindern, aber Sie müssen sich damit befassen, wie
Sie Ihren Job verändern oder einen besseren finden können.
Wenn der Schreibtisch, an dem Sie täglich acht Stunden verbringen, zu hoch ist (oder der Stuhl zu niedrig) und deshalb
jeden Abend Ihre Arme schmerzen, schafft es vielleicht Er-
leichterung, wenn Sie am Akupressurpunkt SJ-5 Hand an-
legen, Sie müssen sich aber vor allem mit Ihrem Mobiliar
befassen.

Nur Geduld

Erwarten Sie sich nicht schon nach der ersten Selbstbehand-
lung tolle Ergebnisse. Sie sind Anfänger oder Anfängerin
in der Kunst der Selbstheilung. Es kann etwas dauern, bis
Sie herausgefunden haben, was Ihr Körper braucht, welche
»Knöpfe Sie drücken« müssen. Kein guter Arzt ist in zehn
Minuten ausgelernt. Kein guter Magnetiseur sorgt bereits
nach der ersten Behandlung mit seinen Ergebnissen für
Aufsehen. Niemand kann von heute auf morgen die eigenen
Heilkräfte in ihrer ganzen Fülle ausschöpfen. Dieser Prozess
erfordert Geduld und regelmäßiges Training.

Denken Sie immer auch an die Salutogenese, also an die
Erhaltung Ihres wertvollsten Gutes, Ihrer Gesundheit. Haben Sie gerade keine konkreten Problemzonen, Schmerzen

oder Krankheiten, dann gratuliere ich dazu herzlichst. Allerdings lauern die Probleme oft unter der Oberfläche und arbeiten dort unbemerkt, bis sie sich durch Schmerzen oder eine Krankheit bemerkbar machen, durch Dinge, die sich dann nicht mehr allein durch Selbstheilung regeln lassen. Der Body Scan ist deshalb immer wichtig, auch wenn es Ihnen gerade gut geht. Ebenso die Antwort auf die Fragen, die ich als die drei großen bei der Salutogenese betrachte:

Erstens. Wo in meinem alltäglichen Leben liegen Quellen von negativem Stress und wie kann ich sie beseitigen?

Zweitens. Inwiefern ist meine tägliche Ernährung natürlich und mit welchen kleinen Anpassungen im Rahmen meiner Möglichkeiten und Bedürfnisse kann ich sie natürlicher machen?

Drittens. Welche Bewegungsabläufe und Körperhaltungen bestimmen meinen Alltag, welche habe ich im Verdacht, dass sie mir nicht guttun, und wie kann ich sie im Rahmen meiner Möglichkeiten und Bedürfnisse verändern oder Ausgleich für sie schaffen?

DIE MACHT DER MEDITATION

*Meditative Zustände sind sowohl
im Magnetismus als auch bei der Selbstheilung
eine wichtige Zutat. Sie müssen deshalb aber nicht
ins nächste buddhistische Zentrum schweben, um
dort einen Kurs zu belegen. Wahrscheinlich sind
meditative Zustände schon jetzt Teil Ihres Lebens,
ohne dass es Ihnen bewusst ist. Was Sie darüber
wissen sollten.*

»Sive deus, sive natura, naturans sive, natura naturata.« Für dieses Zitat des niederländischen Philosophen Baruch de Spinoza, der von 1632 bis 1677 lebte, gibt es mehrere Übersetzungen aus dem Lateinischen, doch sie haben alle den gleichen Kern. »Sei es Gott, sei es die sich stets verändernde Natur, sei es das schon von der Natur Geschaffene«, lautet er.

Spinoza war wie beispielsweise auch der deutsche Dichterfürst Johann Wolfgang von Goethe ein überzeugter Vertreter eines Weltbilds, in dem alle Prozesse göttlich und ganzheitlich zu betrachten sind. Unerklärliche Phänomene beziehungsweise uns unverständliche Vorgänge haben darin ihren Platz. In unserem Weltbild ist das wie gesagt nicht der Fall, auch wenn es Signale für Öffnungen in diesem Punkt gibt.

Forschungsgelder fließen nicht in Studien zur Selbstheilung, sondern in die Entwicklung neuer Pharmazeutika. Logischerweise. Denn wer könnte mit Selbstheilung Geld verdienen? Die Pharmaindustrie hingegen ist ein Milliarden-geschäft und der Markt ist fast unbegrenzt groß. Dennoch bin ich mir auch als klassische Medizinerin der Bedeutung dieser Selbstheilungskräfte bewusst und bei der Begründung dafür halte ich es wie Spinoza. Sei es Gott, sei es die sich stets verändernde Natur, sei es das schon von der Natur Geschaffene, sei es was auch immer – sie funktionieren und deshalb sollten wir sie nutzen. Zum Beispiel, wenn es um Stress und dessen Folgen geht.

Selbstheilung von Stress

Herzinfarkte sind die häufigste Todesursache der Welt und Demenzerkrankungen breiten sich gerade pandemisch aus. Bei beidem spielt Stress eine Rolle. Hier lassen meine Beobachtungen als Magnetiseurin interessante Rückschlüsse für die Selbstheilung zu.

Meine wichtigste Beobachtung dazu besteht darin, dass Patienten, die regelmäßig zu mir kommen und womöglich davor schon meinen Lehrer Dr. Kanzian als Magnetiseur konsultiert haben, wie gesagt in der Regel recht alt werden. Das liegt meiner Meinung nach vor allem am meditativen Effekt des Magnetismus. Sie sind dabei regelmäßig nicht nur gut durchblutet, dieser Effekt sorgt auch dafür, dass sich ihr Stress löst, ohne dass sie sich dessen bewusst sind.

Stress lässt sich durch den Cortisolspiegel in unserem Blut messen. Stehen wir unter großem, produziert unsere Nebenniere dieses Hormon. Bei jedem von uns wirkt es sich anders aus. Denn wir alle haben unser eigenes individuelles Organsystem mit Stärken und Schwächen. Der Stress setzt immer bei den Schwächen an, welche auch immer das sind.

Menschen, die aufgrund genetischer Faktoren oder ihres Lebensstils ein schwaches Herz haben, reagieren auf Stress mit einer Verengung ihrer Herzkranzgefäße. Mit der Zeit verkalken die Gefäße, was zu hohem Blutdruck und einem erhöhten Infarktrisiko führt. Menschen, die prädestiniert für einen Hirninfarkt sind, haben das Problem im Gehirn. Bei wieder anderen spannt sich unter Stress die Magenmuskulatur an und die Durchblutung lässt nach, was bis zur erosiven Gastritis, also zum Absterben der Magenschleimhaut mangels Durchblutung, führen kann. Stress kann aber auch zu psychischen Problemen wie Angststörungen führen.

Die Meditation, die wie gesagt auch als eine der wichtigsten Erklärungsansätze für den Magnetismus gilt und die den Stress an seiner Wurzel eindämmt, ist damit einer der Hauptbestandteile der indirekten Selbstheilung.

Meditation als Grundstein der Selbstheilung

Immer wenn es um Selbstheilung geht, sei es in Büchern, alten Schriften oder wissenschaftlichen Arbeiten, geht es auch um Meditation. Sie durchblutet. Das ist bewiesen. So haben Forscher zum Beispiel festgestellt, dass der Hypocampus Meditierender stärker durchblutet ist, was wiederum dem Entstehen von Alzheimer und Demenzerkrankungen vorbeugt. Stress oder Belastungssyndrome können den

Hypocampus unseres Gehirns schrumpfen lassen. Dadurch steigt das Risiko für Alzheimer und Demenzerkrankungen. Patienten erhielten im Rahmen einer Studie zu diesem Thema eine MR-Untersuchung ihres Hypocampus. Dann sollten sie regelmäßig meditieren. Nach sechs Wochen folgte eine weitere MR-Untersuchung. Ihr Hypocampus hatte deutlich an Volumen zugelegt.

Ob Sie selbst meditieren oder von einem Therapeuten beziehungsweise einem Magnetiseur in einen meditativen Zustand versetzt werden, spielt dabei keine Rolle. Der Zustand ist in beiden Fällen der gleiche und ebenso ist die Wirkung für Ihre Gesundheit die gleiche.

Immunschutz dank Meditation

Meditation stärkt auch das Immunsystem. Körperlicher und psychischer Stress beeinträchtigen unsere Immunzellen, Meditation wirkt dem entgegen. Meditation bringt unsere Neuronen wieder in eine Art Fluss. Studien haben belegt, dass sich unsere neuronalen Bahnen nach der Meditation verändern.

Eine Möglichkeit, in einen zunächst entspannten und schließlich meditativen Zustand zu gelangen, ist die Relaxation-Response-Technik. Es gibt unzählige Meditationsübungen und -abläufe, aber lassen Sie uns diese gemeinsam durchgehen, weil sie besonders simpel ist und ich damit viele gute Erfahrungen bei Anfängern und Zweiflern gemacht habe.

Erstens. Begeben Sie sich in eine bequeme Position.

Zweitens. Schließen Sie die Augen.

Drittens. Führen Sie den Body Scan durch und wandern Sie mit Ihrer Gedanken- und Atemenergie durch Ihren gesamten Körper.

Viertens. Atmen Sie durch die Nase ein und denken Sie beim Ausatmen an die Zahl Eins oder an irgendein anderes Wort, das keine Assoziationen hervorruft.

Fünftens. Machen Sie das einige Minuten lang und lassen Sie danach die Augen eine Weile geschlossen.

Sechstens. Nehmen Sie während der Übung eine beobachtende, passive Position ein und lassen Sie die Entspannung ganz von selbst, ohne Druck oder Stress, eintreten.

Dr. Herbert Benson, ein Kardiologe, der diese Technik erfand, ist überzeugt davon, dass die Medizin der Zukunft auf drei Säulen ruhen wird: Medikamenten, medizinischen Eingriffen und der eigenen Selbstheilung beziehungsweise Selbstfürsorge, wie er es nannte.

Jeder Mensch hat einen anderen Zugang zu Meditation und Entspannung. Nützen Sie meine Vorschläge als Basis und finden Sie von hier aus Ihren eigenen Weg. Wenn Sie merken, es fällt Ihnen leicht, von der Brust- in die Bauchatmung umzuschalten, können Sie auch eine Form der Meditation wählen, die nicht auf Atemübungen basiert.

Ein Wort zum Atem

Die in Sachen Selbstheilung überaus bewanderten Ägypter waren von der Bedeutung des Atmens überzeugt. So etwa hatten sie die Göttin Selket, zuständig für den langen Atem und Heilerin von Vergiftungen. Auch die Pharaonen schrieben der Atmung eine besondere Bedeutung zu.

Alle Hochkulturen der Vergangenheit kannten die Bedeutung des Atems. Sie nannten ihn zum Beispiel »Hauchseele« und sahen dort den Sitz der Lebenskraft und Lebensenergie. Auch in Asien heilten Menschen mithilfe von Atemtechniken, und zwar schon vor 5.000 Jahren. Mit »Atman« oder »Atma«, einem Sanskrit-Begriff, aus dem unser Wort »Atem« hervorgegangen ist, bezeichnete die indische Philosophie das individuelle Selbst und die unzerstörbare ewige Essenz des Geistes beziehungsweise der Seele. 700 vor Christus beschrieben die *Upanishaden*, eine Sammlung philosophischer Schriften des Hinduismus, das Zurückziehen der Sinne in den Atem als Hilfsmittel für die Heilung von Körper und Geist. Auch die bereits zitierte traditionelle chinesische Medizin verweist seit 400 bis 500 Jahren darauf, dass bestimmte Atem- und Mentalübungen das Qi im Körper anregen und das innere Gleichgewicht herstellen können.

Die Relevanz der Atmung für Heilung und Selbstheilung ist also in der Menschheitsgeschichte vielfach dokumentiert, und dies nicht nur in grauer Vorzeit. Im Jahr 2014 erschien im renommierten Journal *PNAS (Proceedings of the National Academy of Sciences of the United States of America)* ein Artikel, der belegt, dass es möglich ist, mit etwas so Simplem wie Atemtechnik das Immunsystem zu modellieren und das Wohlbefinden zu steigern.

Kein Wunder, dass sich Menschen zu allen Zeiten spirituell und medizinisch mit dem Atem befasst haben und es weiterhin tun. Schließlich steht die Atmung in unmittelbarem Zusammenhang mit physischer und psychischer Veränderung und ist die einzige Körperfunktion, die unablässig unwillkürlich abläuft und die wir dennoch willkürlich beeinflussen können.

Nervliche und mechanische Wechselwirkungen zwischen der Atmung und zahlreichen anderen Körperfunktionen sowie Organen sind vielfach belegt. So etwa haben Studien gezeigt, dass wir mit bewusster Atmung das vegetative Nervensystem, das unbewusste Vorgänge steuert, beeinflussen können.

Bewusstes Atmen überflutet unseren gesamten Organismus mit Sauerstoff und aktiviert auch so die Selbstheilungskräfte unseres Körpers. Wie wir atmen, beeinflusst unseren Energiestatus sowie das Gleichgewicht zwischen Körper und Geist.

Fazit

Atemtechniken sind insgesamt Wege, die uns in meditative Zustände führen können. Schon ganz banale Atemübungen können helfen, zu entspannen und Krisen zu lösen. Es reicht bereits, wenn Sie sich hinsetzen und bewusst über die Nase einatmen. Besonders wenn es draußen kalt ist. Spüren Sie die kalte Luft und konzentrieren Sie sich beim Ausatmen auf die warme Luft, die nun aus Ihnen herausströmt. Versuchen Sie, zu fühlen, wie sich Ihre Lunge öffnet und wie sich Ihr Brustkorb erweitert.

Hier geht es wieder um eine Defokussierung. Bewusstes Atmen und das regelmäßige Beobachten der eigenen Atmung haben positive Auswirkungen. Mit einer tief entspannten Atmung können wir neben der Versorgung aller Organe mit ausreichend Sauerstoff auch unsere Körperhaltung verbessern, Anspannungen lösen und die geistige und körperliche Gesundheit sowie unsere Leistungsfähigkeit beeinflussen und verbessern.

DIE HEILKRAFT DER RESILIENZ

*Resilienz, also die Fähigkeit, sich
an Veränderungen anzupassen und damit
umzugehen, ist in unseren turbulenten und extrem
herausfordernden Zeiten das Gebot der Stunde.
Sie ist eine der Voraussetzungen, um geistig und
körperlich gesund zu bleiben oder es mithilfe
unserer Selbstheilungskräfte bald wieder zu sein.
Aber wie werden wir resilient?*

Um die eigene Selbstheilungskraft so gut wie möglich zu nutzen, bedarf es eines gewissen Maßes an Resilienz, also der körperlichen und geistigen Kraft, sich anzupassen, Krisen zu bewältigen und sie nicht zwangsläufig negativ zu sehen, sondern als Möglichkeit zur eigenen Entwicklung. Ich bin überzeugt davon, dass wir diese Stärke nie verlieren, manchmal aber vergessen, dass wir sie besitzen. Eigentlich hat der Begriff »Resilienz« seinen Ursprung in der Physik und steht für einen Stoff, der sich durch äußere Einwirkung verändert, dann aber wieder in seine Ursprungsform zurückkehrt.

Wird ein Mensch physisch oder psychisch angegriffen und dabei in irgendeiner Form verändert oder beeinträchtigt, kann er entweder in diesem Zustand verweilen und womöglich in eine Depression psychosozialer Reaktionen oder Lethargie verfallen oder, wenn er dafür resilient genug ist, nach einer Weile wieder in seinen Urzustand zurückkehren. »Entscheidungen und nicht die Umstände bestimmen, was und wer ein Mensch ist«, sagte der große Wiener Neurologe und Psychiater Viktor Frankl, der von 1905 bis 1997 lebte. Und es ist auch eine Entscheidung, ob wir mit den gesundheitlichen Herausforderungen des Lebens resilient oder verzweifelt umgehen.

Frankl selbst gab dafür ein gutes Beispiel. Er war drei Jahre in vier verschiedenen Konzentrationslagern interniert. Er fand einen Weg, mit dieser schwer traumatisierenden Zeit umzugehen und mit Resilienz gesund zu bleiben, statt zum Opfer der unerträglichen Umstände zu werden. Frankl stellte früh fest, dass er die Zeit im Konzentrationslager am besten überstehen würde, wenn er einen inneren Anker setzt, wenn er bewusst an die Zeit danach denkt. Er stellte sich vor, wie er Vorträge darüber halten würde, wie sich Kriegstraumata bewältigen und verarbeiten lassen. Diese Strategie funktionierte. Sie ermöglichte es ihm, seine Hoffnungen und Träume und seine psychische Stärke zu bewahren.

Frankl war überzeugt davon, dass es uns geistig und auch körperlich besser geht und wir unsere Stabilität und unser Gleichgewicht bewahren können, wenn wir zunächst unsere Realität akzeptieren. Bei der Selbstheilung gilt das Gleiche. Wir müssen zunächst akzeptieren, dass wir Schwächen haben, wenn wir gesund werden oder bleiben wollen. Diese zu erkennen, ermöglicht eine positive Veränderung.

Bloß, wie werden wir resilient? Es gibt unzählige Bücher mit Tipps und Strategien darüber, doch ich glaube, dass wir Resilienz in üppigem Maß ganz von selbst entwickeln, wenn wir diese eine Sache in unserem Leben finden: Wir müssen erkennen, was dessen Sinn ist. Haben wir ihn gefunden, stellt sich wie von selbst ein inneres Gleichgewicht mit allen seinen erfreulichen Folgen für Körper, Geist und Seele ein. Es gibt dann keine äußeren Umstände mehr, die uns unglücklich und krank machen. Herausforderungen sind Abenteuer und Probleme die eine Seite einer Münze, auf deren anderer Seite »Chancen« steht. Auch das wusste Viktor Frankl. »Sobald ein Mensch bei der Suche nach dem Sinn erfolgreich ist, macht ihn dies nicht nur glücklich, sondern es versetzt ihn auch in die Lage, Leiden zu bewältigen«, sagte er.

Eine interessante Anleitung, den Sinn des Lebens zu finden, gibt Peter Stippl, Präsident der österreichischen Psychotherapeuten, in seinem im Frühjahr 2023 erscheinenden Buch *Kopf aus – Warum wir weniger denken sollten*. Wir haben alle auf der Suche nach dem Sinn unseres Lebens schon viel zu viel nachgedacht und gegrübelt, sagt er sinngemäß. Entdecken würden wir ihn aber vielmehr über das Tun und über ehrliche Selbstreflexion. »Geht hinaus in die Welt, versucht euch an den Aufgaben, die sie euch bietet, und beobachtet euch sehr genau selbst. Was macht euch Freude? Wobei vergeht die Zeit viel zu schnell? Was fällt euch leicht und wobei fallen euch die Erfolge nahezu in den Schoß? In diesen Dingen liegt er, der Sinn eures Lebens, nicht in dem, was ihr euch in den diversen Ecken eures Gehirns so zusammenbastelt.« Das ist Stippls Botschaft.

Frankls Resilienz ist wohl auch auf biopsychosoziale Faktoren zurückzuführen. Die körperlichen und geistigen Voraussetzungen, die die Gene und die sozialen Umstände, vor allem in den Kindheitsjahren, bereitstellen, sind damit gemeint. Das eine kann dabei immer das andere aufwiegen. Selbst Menschen ohne gute Gene können durch ein starkes soziales Umfeld und die damit einhergehende gute psychische Entwicklung resilient werden. Zudem lässt sich Resilienz tatsächlich mit Psycho- und Verhaltenstherapien stärken. Fazit: Sind Sie resilient, fällt Ihnen die Selbstheilung mit Sicherheit leichter.

DIE ROLLE DER ACHTSAMKEIT

*Sie ist eines dieser Schlagworte unserer
Zeit, von denen wir manchmal denken, dass wir uns
damit befassen sollten, aber dann lenkt uns doch
immer wieder etwas ab. Dabei ist Achtsamkeit im
Grunde ein veränderter Bewusstseinszustand, der
unseren Selbstheilungskräften bei ihrer Entfaltung
hilft. Hier ein paar Hinweise ohne erhobenen
Zeigefinger und eine sehr einfache
Achtsamkeitsübung.*

Unsere wirre, schnelllebige Zeit und der Stress, dem wir ständig ausgesetzt sind, hindern uns oft daran, eigene physische,
psychische und geistige Probleme und Bedürfnisse wahrzunehmen. Manchmal kennen wir uns selbst nicht mehr. Dann
wissen wir nicht mehr, woran es uns fehlt oder worauf wir
verzichten sollten, und haben keinen objektiven Blick mehr
auf das Wichtigste: unsere körperliche und geistige Gesundheit. Wir brauchen, damit unsere Selbstheilung effektiv sein
kann, deshalb wieder mehr Achtsamkeit für uns selbst.

Mit Achtsamkeit, die ursprünglich in der buddhistischen
Lehre und Meditationspraxis als Bewusstseinszustand beschrieben wurde, meinen wir im modernen Sprachgebrauch
eine Form der geistigen Wachheit, in der wir unsere Umwelt,
aber eben auch unseren eigenen Geist und unseren Körper
frei von Wertungen, Wünschen, Gefühlen, Vergleichen und
anderen Ablenkungen wahrnehmen und damit Blockaden,

Traumata und andere Belastungen überwinden können. Achtsamkeit bedeutet, sich selbst und andere Einwirkungen bewusst zu erleben und auf die eigenen inneren Regungen zu horchen, ohne sie zu bewerten.

Achtsamkeit lässt sich trainieren und auch dazu gibt es Dutzende Publikationen. Hier sind wir noch einmal bei der Meditation, die Teil jedes Achtsamkeitstrainings ist, weil sie unsere Wahrnehmungsfähigkeit und die Wechselwirkung zwischen Geist und Körper fördert. Auch Yoga oder etwa Qigong sind hier nützlich, denn mit allen diesen Praktiken entwickeln wir automatisch jene besondere Form der Aufmerksamkeit für unsere Umgebung und uns selbst.

Hauptziel des Achtsamkeitstrainings ist es, Gleichgewicht und Entspannung herzustellen und uns in die Lage zu versetzen, in Stresssituationen angemessen zu reagieren und Stress abzubauen. Der Beitrag zur Erhaltung unserer Gesundheit ist enorm. Stress und stressbedingte Krankheiten haben kaum noch eine Chance und unsere Selbstheilungskräfte finden eine für sie ideale Umgebung vor.

Mindfulness-Based Stress Reduction

Die auf buddhistischen Traditionen basierende Methode der *Mindfulness-Based Stress Reduction (MBSR)*, zu Deutsch *Achtsamkeitsbasierte Stressminderung*, wurde von dem Molekularbiologen Jon Kabat-Zinn in den 1970er-Jahren entwickelt und setzte sich als grundlegendes und am besten erforschtes Achtsamkeitstraining durch. Bereits seit Jahren kommt sie erfolgreich im Gesundheitsbereich, in pädagogischen und sozialen Einrichtungen sowie in Unternehmen zum Einsatz. Es handelt sich im Prinzip um ein achtwöchiges Kursprogramm, in dessen Verlauf die Teilnehmer verschiedene Achtsamkeitsübungen erlernen, um sie im Alltag einzusetzen. Ziel der MBSR ist es, angeleitet durch Psychotherapeuten die eigenen Gedanken, Gefühle und Körperempfindungen klarer zu erkennen und zwischen Schmerz, Angst und anderen Wahrnehmungen zu unterscheiden, ohne dabei in Bewertungen, Sorgen oder Ängsten zu versinken.

Sie müssen zum Glück nicht unbedingt einen solchen Kurs belegen. Sie können Ihre Achtsamkeit auch daheim und ohne Einsatz von viel Geld oder Zeit trainieren und so Ihre Gesundheit schützen und stärken. Die drei Kernelemente der Selbstheilung – Body Scan, Meditation und Atmung – haben ihren Platz auch in der MBSR.

Diese sieben Übungen können Ihnen dabei helfen, sich von Ihren tief sitzenden mentalen oder körperlichen Problemen zu lösen, sie womöglich überhaupt erst zu erkennen und zu lernen, wie Ihr Körper, Ihr Geist und Ihr inneres Dasein funktionieren. Ich stelle Ihnen die Übungen, sollten Sie sie noch nicht kennen, im Folgenden noch ausführlicher vor.

Erstens. *Body Scan*

Üben Sie sich mit dem Body Scan in achtsamer Körperwahrnehmung.

Zweitens. *Asana-Yoga*

Nehmen Sie einfache sanfte und achtsame Yoga-Stellungen ein. Die Rede ist von sogenannten *Asanas*, also von überwiegend ruhenden Körperstellungen.

Drittens. *Stilles Sitzen*

Üben Sie sich im *Zazen*, dem stillen Sitzen. Zazen ist eine Meditationstechnik des Zenbuddhismus, die den Geist zur Ruhe bringen und laut den Zenbuddhisten den Boden für mystische Erfahrungen bereiten kann.

Viertens. *Gehmeditation*

Üben Sie sich im achtsamen und bewussten Ausführen langsamer Bewegungen, etwa in Form der traditionellen Gehmeditation, die im Zenbuddhismus *Kinhin* heißt.

Fünftens. *Breathing Space*

Üben Sie sich im bewussten Atmen mittels einer dreiminütigen Atemübung mit der Bezeichnung *Breathing Space*. Dabei handelt es sich um eine kurze Achtsamkeitsübung. Sie ist leicht zu lernen und im Alltag einfach und jederzeit anzuwenden.

Sechstens. *Dabeibleiben*

Bemühen Sie sich auch im Alltag um die Erhaltung Ihrer Achtsamkeit.

Asanas

Den Body Scan kennen Sie bereits, aber von den ruhenden Übungen des Asana-Yoga haben Sie vielleicht gerade zum ersten Mal in diesem Buch gehört. Um diese ruhenden Positionen einzunehmen und auszuführen, müssen Sie keinesfalls ein Yoga-Experte oder besonders flexibel und trainiert sein. Wichtig sind vielmehr das bewusste Hineingehen, das richtige Atmen und das Halten der Position. Stabilität und Wohlbefinden, darum geht es bei diesen Übungen.

Richtig ausgeführt dienen die Asanas nicht nur dem Aufbau und der Erhaltung körperlicher Geschmeidigkeit und Kraft, sondern sie bieten vor allem auch einen Weg zu mehr Körperbeherrschung und einer Harmonisierung von Körper und Geist im Sinne einer Minderung von Stress und dessen gesundheitlichen Folgen.

Die Asanas haben eine lange Geschichte. Ein bekanntes Relief aus dem siebten Jahrhundert zeigt, wie Menschen schon vor rund 1.300 Jahren Achtsamkeitsübungen in ihren Alltag integriert haben. Auch in mittelalterlichen Hatha-Yoga-Schriften, in denen die spirituellen und philosophischen Grundlagen des Yoga stehen, ist von der Bedeutung der Asana-Übungen die Rede.

Es gibt noch viel mehr verschiedene Yoga-Positionen, als die meisten Laien denken. In manchen Schriften ist von bis zu 84.000 die Rede. Für Ihr Achtsamkeitstraining müssen Sie aber nur einige wenige kennen. Für Anfänger eignen sich folgende fünf Positionen besonders gut. (Sollten Sie bereits Yoga-Erfahrung haben oder Ihnen diese Positionen nach kurzer Zeit nicht mehr fordernd genug sein, können Sie Ihren Achtsamkeitstrainingsplan jederzeit anpassen.)

Erstens. *Herabschauender Hund*

Das ist eine der bekanntesten Yoga-Positionen. Ihr Körper formt ein verkehrtes V. Fersen und Hände sind am Boden, die Arme und Beine sind gestreckt.

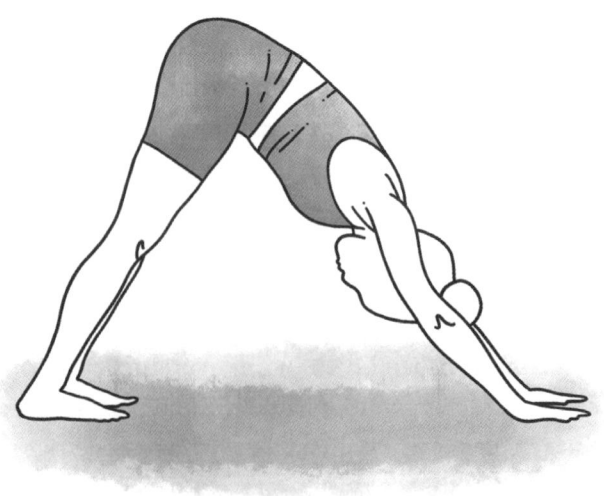

Zweitens. *Totenstellung*

Diese Position erfordert die geringste körperliche Anstrengung. Ganz einfach ist sie trotzdem nicht, wie Sie gleich sehen werden. Sie entspannen dabei alle Muskeln.

Die Totenstellung ist bereits in einer der klassischsten Yoga-Schriften aus dem 14. Jahrhundert erwähnt: »Auf dem Rücken liegen, alle Muskeln entspannt wie eine Leiche, das ist Shavasana. Shavasana beseitigt alle Müdigkeit und bewirkt das Ausruhen des Denkorgans«, heißt es dort.

Shavasana, die Totenstellung, erfordert eine Rückenlage. Legen Sie sich auf den Boden, die Beine etwa einen halben Meter gespreizt, die Hände einen viertel Meter vom Körper entfernt, und richten Sie Ihre Oberschenkel, Knie und Zehen nach außen.

Diese Position setzt voraus, dass Sie Ihre gesamte Aufmerksamkeit auf diesen ungestörten, friedlichen Zustand richten. Erfahrene Yogis sind sich einig, dass es schwieriger ist, die Gedanken ruhig zu halten als den Körper. Bewusste Atmung und der Body Scan können bei dieser Übung unterstützen.

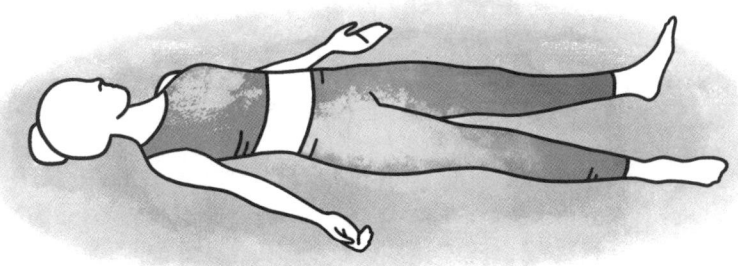

Drittens. *Zehen berühren*

Diese Übung führen Sie im Stehen durch. Sie ist etwas anspruchsvoller als die Totenstellung.

Schließen Sie Ihre Beine und heben Sie Ihre Arme. Beugen Sie sich nun mit Ihrem Oberkörper so weit wie möglich hinunter. Sie können sich, wenn Ihnen das möglich ist, an den Knöcheln festhalten oder die Fingerspitzen beziehungsweise die Handflächen auf den Boden drücken.

Bei dieser Position ist Vorsicht geboten. Übernehmen Sie sich nicht und fangen Sie in kleinen Schritten an. Wenn Sie anfangs nur bis zu Ihren Waden gelangen, ist das völlig in Ordnung. Je öfter Sie diese Position wiederholen, desto leichter wird sie Ihnen fallen.

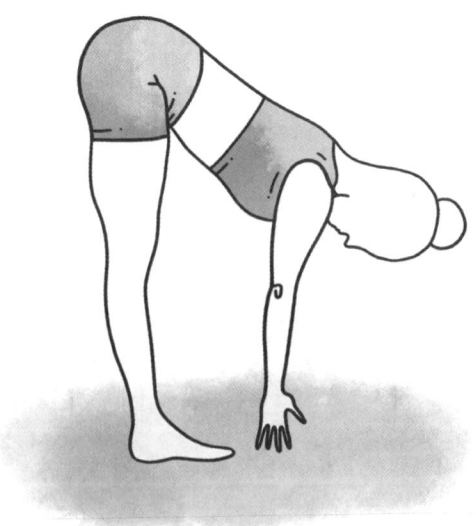

Viertens. *Krieger*

Diese Position gibt es in verschiedenen Versionen. Anfängern empfehle ich die Basisversion mit aufrechtem Körper.

Beugen Sie ein Knie im rechten Winkel und strecken Sie das andere Bein nach hinten. Strecken Sie nun Ihre Arme nach oben und richten Sie Ihren Blick nach vorne. Halten Sie diese Position, solange es für Sie angenehm ist, und wiederholen Sie sie anschließend mit vertauschten Rollen für die Beine.

Der Krieger stärkt nicht nur messbar Herz und Muskulatur, er verhilft auch zu körperlicher wie seelischer Balance.

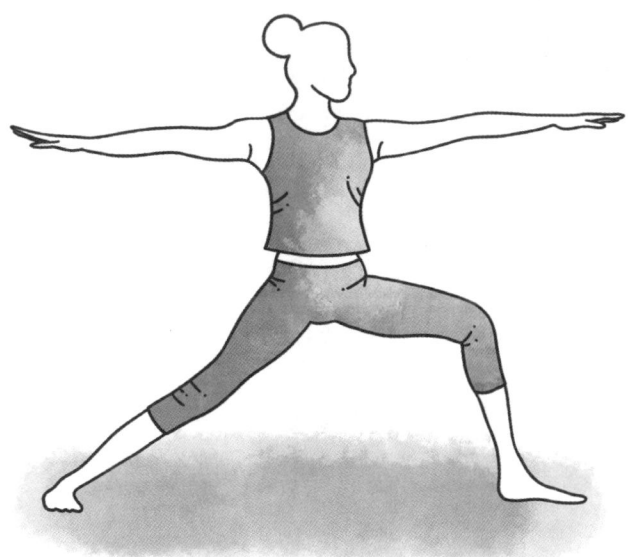

Fünftens. *Baum*

Auch bei dieser Position stehen Sie aufrecht. Verlagern Sie Ihr Gewicht auf ein Bein und versuchen Sie, das andere Bein vom Boden zu lösen. Positionieren Sie die Ferse des erhobenen Beins entweder an der inneren Wade oder an der Innenseite des Oberschenkels des anderen Beins und richten Sie Ihre Zehen dabei nach unten. Richten Sie das Knie des gehobenen Beins nach außen. Den Fuß, der das gesamte Körpergewicht trägt, sollten Sie am Boden »verwurzeln«.

Sobald Sie diese Position eingenommen haben, bringen Sie Ihre Handflächen auf Brusthöhe, legen sie wie bei einem Gebet aneinander und heben die Arme über den Kopf. Halten Sie diese Position mehrere Minuten lang. Um Stabilität zu gewinnen, suchen Sie sich anfangs einen Punkt, den Sie fixieren können. Mit etwas mehr Übung können Sie versuchen, die Augen in dieser Position zu schließen.

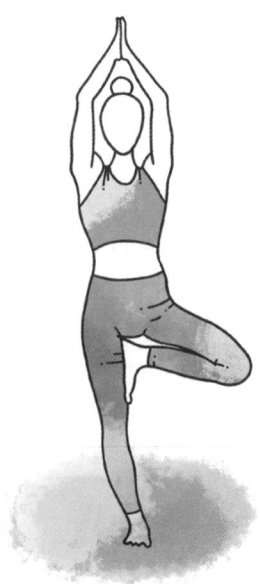

Ich bin weder Yoga-Lehrerin noch bemerkenswert flexibel beim Turnen. Doch Yoga-Übungen können den Gedankenfluss beruhigen und genau deshalb haben sie ihren Platz im Rahmen des MBSR-Trainings. Egal wie unbeholfen Sie sich dabei fühlen, Sie stärken trotzdem Ihre Körperwahrnehmung, Ihre Achtsamkeit und damit Ihre Selbstheilungskräfte.

Bei Trainings und Übungen neigen wir zu leistungsorientiertem Denken. Das ist hier aber fehl am Platz. Es geht hier nicht um das Verbrennen besonders vieler Kalorien oder das Einnehmen besonders vieler Positionen auf besonders perfekte Weise. Vielmehr geht es darum, die eigenen Gefühle und das eigene Befinden einzuordnen, zu akzeptieren und die Bedürfnisse von Körper und Geist zu verstehen und in Einklang zu bringen.

Zazen

»Zazen bedeutet, gerade zu sein. Es bedeutet, die Wirbelsäule und den Nacken aufzurichten, sich nicht nach rechts und nicht nach links zu neigen. Wenn Ihr Körper gerade ist, wird es auch Ihr Geist sein. Der Körper und der Geist sind miteinander verbunden. Ein gerader Körper spiegelt einen geraden Geist wider.«

Das sagte der japanische Mönch Ehiko Miyazaki, der von 1901 bis 2008 lebte und, wohl auch wegen des von ihm regelmäßig praktizierten Zazen, 107 Jahre alt wurde. Er wusste schon während seiner jungen Jahre über die Wechselwirkungen zwischen Geist und Körper Bescheid und schenkte dem Achtsamkeitstraining, besonders dem Zazen, deshalb besondere Aufmerksamkeit.

Auch bei dieser Form der Sitzmeditation aus dem Zenbuddhismus sind keine besonderen Vorkenntnisse erforderlich. Sie können sofort damit beginnen. Nehmen Sie dafür im Lotussitz, im halben Lotussitz oder im Fersensitz Platz.

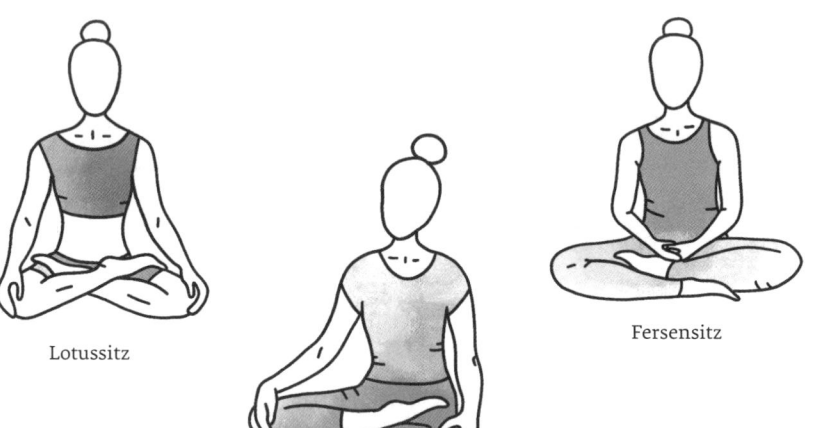

Lotussitz

Fersensitz

Halber Lotussitz

Ihre Knie sollten Bodenkontakt haben und bis auf ein Kissen oder eine Matte sollten Sie keine Hilfsmittel verwenden. Ist es Ihnen aufgrund körperlicher Umstände nicht möglich, eine dieser Sitzpositionen einzunehmen, nehmen Sie sich einen Sessel. Das Zazen funktioniert auch so.

Die Körperhaltung sollte aufrecht sein, der Rücken frei stehend. Die Hände sollten unterhalb des Nabels liegen, eine Hand über der anderen. Wir sind hier wieder ganz nahe an dem, was auch ich als Magnetiseurin tue, nur tun Sie es diesmal im Sinne der Selbstheilung selbst.

Ziel der Übung ist es wiederum, durch das entspannte Sitzen und das bewusste Atmen Gedankenfreiheit zu erlangen, in einen meditativen Zustand einzutreten und dabei mit dem Handauflegen die Durchblutung anzuregen.

Halten Sie Ihren Körper während des Zazen still, auch wenn es Ihnen zunächst widerstrebt. Die äußere Disziplin, die Fähigkeit, Ihrem Bewegungsdrang zu widerstehen, unterstützt Ihre innere Kraft und Konzentration. Mindestens zehn und im Idealfall zwanzig Minuten lang sollten Sie durchhalten.

Zazen Sie in den kommenden vier Wochen mindestens dreimal pro Woche. Nehmen Sie sich die Zeit und suchen Sie die Ruhe dafür. Sie werden sich ziemlich sicher bereits nach vier Wochen geistig entspannter, achtsamer und ausgeglichener fühlen und aufgrund Ihrer damit angeregten Selbstheilungskräfte auch schon gesünder.

Kinhin

Kinhin entstammt ebenso wie das Zazen dem Zenbuddhismus und beschreibt die Meditation während des achtsamen und bewussten Gehens. Von allen Übungen lässt sie sich am einfachsten in den Alltag einbauen. Sie erfordert keine statische Position und kann etwa den täglichen Weg zur Arbeit in ein Achtsamkeitstraining verwandeln.

Wie schnell Sie beim Kinhin gehen, bleibt Ihnen überlassen. Wichtig sind das bewusste Ein- und Ausatmen bei jedem Schritt und die dadurch verursachte Gedankenfreiheit. Ähnlich wie bei der Sitzmeditation können Sie beim Gehen Ihre Hände locker vor Ihrem Unterbauch verschränken oder Sie umschließen eine Hand mit der anderen, indem Sie eine Faust bilden.

Die Tradition des achtsamen Gehens lässt sich bis zu Buddha zurückverfolgen und eignet sich aufgrund der Alltagstauglichkeit gerade für uns besonders abgelenkte und gestresste Menschen. Wahrscheinlich führen viele Menschen, die gerne wandern, besonders, wenn sie gerne alleine wandern, diese Übung zumindest in Ansätzen unbewusst aus.

Der individuelle Weg

Alle drei vorgestellten Möglichkeiten lebensnaher Mindfulness-Based Stress Reduction – die Asana-Yoga-Positionen, das Zazen und das Kinhin – setzen bewusste Atmung voraus. Versuchen Sie, die Atemtechniken, die wir bereits besprochen haben, bei diesen Übungen anzuwenden.

Denken Sie daran, dass es um Regelmäßigkeit geht. Anfangs kann es anstrengend sein, die Yoga-Position des Baums einzunehmen, still mit aufrechtem Rücken zu sitzen oder beim Gehen den Gedankenfluss durch bewusstes

Atmen abzuschalten. Es kann richtig nerven. Doch mit der Zeit werden Sie ein richtiges Bedürfnis danach entwickeln. Besonders, wenn Sie die für Sie richtigen Übungen entdeckt haben.

Zazen nervt Sie, aber Kinhin erfüllt Sie bei Waldspaziergängen? Dann vergessen Sie das Zazen einfach und setzen Sie auf Kinhin. Die vorgestellten Yoga-Übungen mögen Sie nicht? Wie gesagt, die Auswahl ist groß. Gestalten Sie so Ihren individuellen Weg, der nur für Sie alleine bestimmt ist, um Ihre Achtsamkeit zu trainieren und damit Ihre inneren Kräfte ganz allgemein und Ihre Selbstheilungskräfte im Besonderen zu stärken.

Zur Motivation sei noch gesagt: Zahlreiche Studien belegen die gesundheitsfördernde, stressreduzierende und die Lebensqualität steigernde Wirkung von MBSR beziehungsweise den genannten Übungen. Zurückführen lässt sich das, medizinisch betrachtet, auf die auch schon im Zusammenhang mit der Meditation besprochene Aktivierung des vegetativen Nervensystems. Körper und Geist beruhigen sich und zu hoher Blutdruck sinkt.

Wie gesagt, Sie machen alleine damit schon fast so etwas wie Ihren eigenen Magnetismus für sich selbst und erzielen dabei eine mehrfach erwiesene und wirklich beeindruckende Wirkung.

DIE SIMONTON-METHODE

Vertrauen und Hoffnung, der Glaube an das Gute und an die Heilung, aktivieren die Selbstheilungskräfte. Das entdeckte mein Fachkollege, der Radioonkologe Carl Simonton, vor fünfzig Jahren gemeinsam mit seiner Frau, einer Psychotherapeutin. Wie können wir es nützen?

In den 1970er-Jahren entwickelte mein Fachkollege, der Radioonkologe Carl Simonton, gemeinsam mit seiner Frau, einer Psychotherapeutin, ein ganzheitliches Konzept zur Behandlung von Krebs mit dem Hauptziel, das Gleichgewicht zwischen Körper, Geist und Emotionen der Patienten wiederherzustellen. Simonton hatte zu diesem Zeitpunkt bereits unzählige Krebspatienten begleitet und war sich sicher, dass die Entstehung, die Entwicklung und die Heilung oder die Rückkehr des Krebses immer in einem Zusammenspiel zwischen Körper und Seele erfolgen. Die Einstellung der Patienten und die Gedanken und Ängste, die sie begleiten, beeinflussen ihre Gefühle und die wiederum beeinflussen körperliche Prozesse, so seine Überzeugung.

Auch Simonton war überzeugt davon, dass in uns Heilkräfte stecken, die essenziell bei der Erhaltung unserer Gesundheit sind, und dass wir diese Heilkräfte mit relativ simplen Übungen entfalten beziehungsweise trainieren können. Dementsprechend sind mit Simontons Methode neben Krebs auch alle anderen Krankheiten behandelbar. Simonton und ich gleichen einander also nicht nur von unseren medizinischen Fachausbildungen her, sondern auch von unserer Denkart. Seine Methode ist mir dementsprechend nahe.

Simontons damals noch revolutionäre These lautete, dass Vertrauen und Hoffnung, also der Glaube an das Gute und an die Heilung, die Selbstheilungskräfte stärken können. Er stellte in der Ära der Hippies neu zur Diskussion, was schon Hippokrates in der Antike gesagt hatte: dass der menschliche Geist den Heilungsprozess sowie die Wirkungen und Nebenwirkungen medizinischer Behandlungen entscheidend beeinflussen kann. Was gerade bei schweren Erkrankungen wichtig ist. Denn ein Krebspatient zum Beispiel ist durch den Krebsbefund einem massiven psychischen Trauma ausgesetzt.

Patienten fallen oft in einen Zustand völliger Überforderung. Schließlich sehen sie sich von einem Moment zum nächsten mit der Endlichkeit des Lebens konfrontiert. Die emotionale Reaktion auf eine Diagnose kann verheerend sein und viel Stress auslösen, der das Problem vergrößert. Wie wir bereits wissen, sind Stress, Anspannung, Angstzustände und andere psychologische Irritationen Krankmacher. Die Veränderung der inneren Grundhaltung, die sich mit Simontons Methoden erreichen lässt, reduziert dementsprechend das allgemeine Stressniveau der Patienten und verbessert die Lebensqualität. Die inneren Selbstheilungsmechanismen können aktiv werden.

Simonton integrierte verschiedenste Methoden in sein Programm, darunter auch Entspannungstechniken wie die

Meditation, die wir bereits ausführlich besprochen haben, aber etwa auch die kognitive Verhaltenstherapie, Hypnose und andere tiefenpsychologische Praktiken. Was daraus können wir auf einfache Weise für uns nützen?

Imagination

Der Kern der Simonton-Methode sind Imaginationsübungen. In einem tiefen Zustand der Entspannung stellen Sie sich das gewünschte Ergebnis, die Gesundheit oder den nächsten Schritt Ihres Genesungsprozesses, vor. Sie stellen sich vor, wie es sein wird, wenn Sie dieses Ergebnis bereits erreicht haben. Sie nehmen auch die Gefühle vorweg, die Sie dabei haben werden, was besonders wichtig ist.

Als Verhaltenstherapeutin und manchmal auch im erweiterten Rahmen meiner Magnetismus-Behandlungen arbeite auch ich manchmal mit Imagination und gebe meinen Patienten Übungen dazu mit nach Hause. Sie konzentrieren sich dabei mit allen ihren Sinnen auf die Vorstellung, wie es sein wird, ihr Ziel erreicht zu haben. Jemand, der Probleme mit seinen Beinen hat, sieht sich dann zum Beispiel einen Berg hinaufwandern, die Treppen des Wiener Stephansdoms erklimmen oder die Leiter zu einem Boot emporsteigen. Er fühlt die Freude darüber, das wieder zu können. Jemand, der an Depressionen leidet, sieht sich mit Verwandten und Freunden an einem sommerlich gedeckten Tisch unter alten Bäumen plaudern, lachen und singen. Er fühlt die Dankbarkeit dafür, dass die dunklen Schatten von seiner Seele gewichen sind.

Diese Dinge funktionieren oft mit erstaunlicher Präzision und sie müssen nicht immer nur die Gesundheit betreffen. Philipp Jelinek, jetzt der im ganzen Land populäre TV-Vorturner der Nation, erzählte, wie er sich in den schweren Zeiten seines Lebens immer als Gewinner bei der Verleihung des österreichischen Fernsehpreises *Romy* sah und wie eine Tageszeitung eine Coverstory über ihn und seinen Erfolg brachte. Beides ist genau so eingetroffen.

Aber bleiben wir bei der Gesundheit. Das Bild, das Sie für Ihre Heilung oder für Ihre Genesungsfortschritte in sich vorfinden, sollten Sie ebenso internalisieren wie Ihr bereits identifiziertes Ruhebild. Sie sollten es, wann immer Sorgen, Ängste und Zweifel auftauchen oder Sie die Symptome der Krankheit, um die es geht, belasten, aufrufen, sich darin vertiefen und es um Details bereichern, die sich je nach Stimmung auch ändern können. Berühren Sie dabei, wie auch Napoleon es getan hat, nach Möglichkeit Ihr Solar-Plexus-Chakra.

Simonton arbeitete ursprünglich mit aggressiven inneren Bildern, in denen Patienten sich ihr Immunsystem als übermächtige Armee vorstellten und die Krebszellen als Feinde, die es zu besiegen galt. Im Laufe der Zeit setzte er zunehmend auf positive Bilder, die den erwünschten Zustand wiedergaben. Allerdings können tatsächlich auch aggressive Bilder erfolgreich sein und gerade bei Patienten mit schweren Erkrankungen Wirkung zeigen.

Das bewies ein 44-jähriger Deutscher, der an einem Hirntumor erkrankt war. Er erzählte der *Frankfurter Allgemeinen*

Zeitung von seinen Erfahrungen. Der Tumor ließ sich nicht vollständig entfernen, was im Normalfall ein Todesurteil gewesen wäre. Die Ärzte waren sich sicher, der Tumor würde weiterwachsen, trotzdem konnten sie bei dem Mann, der sich einer sogenannten imaginativen Körper-Psychotherapie unterzog, in den nächsten drei Jahren keine Verschlechterung feststellen.

Der Patient versetzte sich täglich in einen achtsamkeitsbasierten Zustand und stellte sich seine Heilung vor. In seinen inneren Bildern führte er sich Piranhaschwärme vor Augen und entwickelte für sie eine recht komplexe Storyline. Zunächst mussten sie eine Schulung absolvieren. Danach konnten sie, ähnlich wie die körpereigenen, für das Immunsystem arbeitenden Makrophagen und Helferzellen, die Blut-Hirn-Schranke überwinden und schließlich die Krebszellen attackieren.

In der Milz schärften die bissigen Fische in seiner Imagination ihre Zähne, in der Thymusdrüse gingen sie zur Schule und im Hirn, wo die Tumorzellen lauerten, griffen sie an. Das funktionierte.

Stellen Sie sich Ihr Immunsystem vor

Haben Sie schon einmal versucht, sich Ihr Immunsystem bildlich vorzustellen? Diese Übung aus dem Bereich der Imagination mache ich gerne mit meinen Patienten. Um sich Ihr Immunsystem vorstellen zu können, müssen Sie wissen, woraus es sich zusammensetzt. Seine Bestandteile sind Zellen, konkret Lymphozyten, Leukozyten, Mastzellen und Fresszellen, die Krankheiten und negative Einflüsse bekämpfen und »auffressen«.

Meine Patienten haben schon verschiedenste, teilweise recht kreative Bilder des Immunsystems entwickelt. Von klassischen Kämpfern mit Speer, Pfeil und Bogen bis hin zu Fresszellen, die wie Pac-Man aussehen und scharfzahnig die Gesundheit im Körper verteidigen. Wie auch immer Ihr eigenes Bild von Ihrem Immunsystem ist, führen Sie es sich immer wieder vor Augen und zeichnen Sie es nach Möglichkeit auf oder beschreiben Sie es mit Worten auf einem Stück Papier. Es geht darum, die eigenen Gedanken um die Lösung statt um das Problem kreisen zu lassen. Das kann Ihr Immunsystem stärken und Ihren Heilungsprozess anregen oder beschleunigen.

Überzeugung macht einen Unterschied

Der Glaube an die eigene Genesung ist besonders wichtig. Inzwischen hat die Wissenschaft sich ihm als Pionier im Bereich der Wechselwirkungen zwischen Körper, Geist und Seele aufgeschlossen und gezeigt, dass der Glaube von Patienten an Heilungserfolge Behandlungen tatsächlich erfolgreicher macht.

Nun ist das aber so eine Sache mit dem Glauben an den Erfolg einer Behandlung. Wir können uns nicht dazu zwingen. Wir können uns mit Argumenten befassen, die für einen solchen Erfolg sprechen, aber belügen wir uns damit nicht auf einer oberflächlichen Ebene selbst, während wir tief in uns weiter zweifeln?

Es gibt allerdings eine Sache, die Sie tatsächlich tun können, um eine medizinische Behandlung mit den von Simonton gemeinten heilenden Kräften des Glaubens zu unterstützen: Wählen Sie nicht den Arzt in der Nähe oder den an der ersten Stelle bei Ihrer Google-Suche, sondern treffen Sie Ihre Wahl bedacht. Suchen Sie einen Arzt aus, der auf eine bestimmte Art überzeugt davon ist, Ihnen helfen zu können. Zunächst mag dieser Vorschlag überaus banal klingen, aber wenn wir uns genauer damit befassen, zeigen sich hochinteressante Zusammenhänge. Denn Ihr Arzt wirkt nicht nur mit seiner Behandlungsstrategie auf Sie, sondern auch auf einer Ebene, die Ihnen wahrscheinlich noch nicht bewusst ist.

Erinnern Sie sich noch an den Satz im ersten Teil dieses Buches über den Magnetismus, dass es nicht darauf ankommt, ob ein Arzt eine Spritze gibt, sondern darum, wie er sie gibt? Genau darum geht es hier noch einmal ausführlicher.

Gespiegeltes Denken

Ich habe Ihnen bereits erzählt, wie ich als Magnetiseurin die Empfindungen meiner Patienten übernehme, was wahrscheinlich an den Spiegelneuronen liegt. Nun ist es aber so, dass diese Spiegelungen in beide Richtungen funktionieren. Patienten übernehmen über die Spiegelneuronen unbewusst auch die innere Einstellung der behandelnden Ärzte zu ihnen, ihrer Krankheit und der angewendeten Behandlung.

In Studien hat sich gezeigt, dass sich Behandlungserfolge eher einstellen, wenn Ärzte von ihrem Tun vollends überzeugt sind. Dies deshalb, weil ihre Patienten über die Spiegelneuronen diese Einstellung auf einer viel tieferen als der rationalen Ebene übernehmen, wo sie dementsprechend auch eine viel weitreichendere Wirkung entfalten kann. Mit dem so übernommenen Glauben daran, dass es ihnen bald wieder besser geht, sorgen Patienten dann dafür, dass dies tatsächlich der Fall ist. Gestik, Mimik, Blick, Stimme und Wortwahl des Arztes, eventuell sogar seine Gedanken spielen dabei eine Rolle.

Mit der Rolle der Mimik dabei befasste sich eine aufwendige amerikanische Studie. Etwas verkürzt gesagt lief während den Behandlungen eine Kamera mit, um herauszufinden, warum die Überzeugung von Ärzten die Heilungserfolge positiv beeinflusst. Die von ihrer Behandlung überzeugten Ärzte zeigten bestimmte Gesichtsausdrücke, die ein sicheres Gefühl vermittelten, und ihre Patienten erlebten sie als einfühlsamer.

Wie gut dieses Spiegeln des Glaubens an die Heilung funktionieren kann, zeigte mir ein Vorfall, der sich an einem 24. Dezember Ende der 1990er-Jahre zutrug. Mein Sohn traf sich mit Freunden, die sich wie er für Geschichte interessierten, und eine junge Hobbyhistorikerin namens Maria zeigte sich dort ziemlich verzweifelt. Sie hatte gerade eben ein Röntgenbild von ihrem Schlüsselbein vorgelegt bekommen, auf dem offenbar Metastasen zu sehen waren, die von einem bisher nicht entdeckten Tumor ausgehen mussten. »Kannst du dir das bitte ansehen?«, fragte mein Sohn mich am Telefon. Ich fuhr sofort los. Als Radiologin weiß ich, wie leicht sich Röntgenbilder auf den ersten Blick falsch interpretieren lassen. Auf diesem sah ich blasige Veränderungen, für die es zwanzig harmlose Ursachen gab. »Damit wirst du hundert Jahre alt«, sagte ich zu Maria. »Sei beruhigt und feiere Weihnachten.«

Eine Woche später ließ sie sich das fragwürdige Gewebe operativ entfernen, wozu ich ihr geraten hatte. Der zuständige Pathologe, mit dem ich befreundet war, erklärte mir, dass es sich tatsächlich um eine Metastase gehandelt hatte, der ein hochbösartiger Tumor zugrunde liegen musste. Dementsprechend akribisch machten sich die Ärzte auf die Suche nach diesem Tumor. Gleichzeitig sprachen sie mit Maria über weitere Behandlungsschritte, deren Nebenwirkungen und Perspektiven.

Das alles war ziemlich schlimm, doch Maria lächelte nur und winkte ab. Sie glaubte ganz und gar an meine damals am Heiligen Abend im Brustton der Überzeugung vorgetragene Diagnose. Schließlich sagte auch ich ihr, dass ich wohl falschgelegen war, doch zu diesem Zeitpunkt waren ihre Ärzte bereits ratlos. Sie fanden den bösartigen, den Metastasen zugrunde liegenden Tumor einfach nicht. Er existierte offenbar nicht.

Ich kann nicht genau sagen, was in Marias Körper vorgegangen ist, und ich rate niemandem, auf medizinische Behandlungen zu verzichten, nur weil er von irgendeiner alternativen Behandlungsform überzeugt ist. Das kann tödlich enden. Doch dieser Fall lässt sich mit einiger wissenschaftlicher Legitimität so betrachten, als hätte Marias tiefer Glaube an meine Diagnose etwas in ihrem Körper so verändert, dass der Tumor nicht weiter gestreut hatte. Zumindest fiel mir und auch keinem anderen Arzt eine andere Erklärung dafür ein, warum Maria nun tatsächlich wieder die Chance hatte, hundert zu werden.

Dieser Fall zeigt auch, wie wichtig es ist, an die Medizin an sich zu glauben. Es stimmt schon, dass sie einen teilweise komplizierten, zunehmend bürokratischen und oft ineffizienten Apparat gebildet hat. Und dass wichtige komplementärmedizinische Aspekte noch immer manchmal zu kurz kommen. Das sollte aber nicht darüber hinwegtäuschen, dass hier Menschen, die ihren Beruf sehr oft aus tiefer Überzeugung gewählt haben und die hervorragend ausgebildet sind, technisch enorm hoch entwickelte Geräte und einen gewaltigen Fundus an dokumentierten Vergleichsfällen zur Verfügung haben. Wunderheilungen kann und soll die Medizin nicht versprechen, doch wer auf sie vertraut, tut das zu Recht und stärkt dabei seine Selbstheilungskräfte.

Gefühle herauslassen

Simonton war weiters schon zu einer Zeit, in der diese These völlig neu war, überzeugt davon, dass Krebs aufgrund unterdrückter Gefühle entstehen kann. Heute ist es medizinisch gut abgesichert, dass sowohl negative als auch positive Gefühle, wenn wir sie nie herauslassen, sie nie ausleben, in uns einen Stressherd schaffen können, der Krankheiten aller Art begünstigt.

Wenn wir also zum Beispiel wütend sind, sollten wir schreien. Ich tue das selbst, obwohl ich eigentlich recht ruhig und besonnen bin. Manchmal muss es aber einfach sein. Aus gutem Grund gibt es sogenannte Schreitherapien, bei denen Patienten unterdrückte Gefühle gezielt freisetzen können, um so innere Entspannung und ein inneres Gleichgewicht herbeizuführen und Stress zu reduzieren. Dass meine Patienten nach der Magnetismus-Behandlung manchmal weinen, hat auch damit zu tun, dass sie die durch den meditativen Zustand gelösten Emotionen herauslassen. Nachdem sie geweint haben, berichten alle von einer deutlichen Veränderung ihres Befindens. »Jetzt geht es mir viel besser«, sagen sie.

Zu den Emotionen, die wir, um gesund zu bleiben oder zu genesen, herauslassen müssen, gehört auch die Angst. Damit wir das schaffen, müssen wir sie zunächst benennen. Oft wissen wir gar nicht genau, was unsere Angst auslöst. Danach geht es darum, dieser Angst gleichsam ins Gesicht zu blicken. Wir müssen beobachten, was genau sie mit uns macht. Wie fühlt sie sich an?

Die Verhaltenstherapie hat dazu einige Vorschläge. Einer besteht darin, ein kleines Gedanken- und Gefühlsbüchlein zu führen. Darin schreiben Sie Ihre Beobachtungen und Erkenntnisse über Ihre Angst auf. In welchen Situationen, in Gegenwart welcher Menschen, zu welchen Tageszeiten, an welchen Wochentagen und an welchen Orten tritt die Angst auf? Wissen ist auch hier Macht. Je größer unser Wissen über unsere Gedanken und Gefühle ist, desto eher haben wir sie unter Kontrolle. Einen Therapeuten beizuziehen und mit ihm zum Beispiel die Aufzeichnungen der Gedanken und Gefühle durchzugehen, macht immer Sinn. Denn oft versteckt sich zum Beispiel hinter der Angst vor Höhe, vor dem Fliegen oder davor, negativ wahrgenommen zu werden, traumatische Erfahrungen. Therapeuten gehen mit Ihnen dann zum Beispiel in einer In-sensu-Exposition bis zum Ursprung der Angst zurück, also bis zu dem Punkt in Ihrer Lebensgeschichte, an dem Sie genau diese Angst zum ersten Mal gefühlt haben.

Wie wichtig das sein kann, erlebte ich bei einer Patientin, die ich einer Strahlentherapie unterziehen sollte. Sie hatte massive Angst, den Bestrahlungsraum zu betreten. Sie war dieser Angst geradezu hilflos ausgeliefert. Es war unschwer zu erkennen, dass hier eine Traumatisierung vorlag. Ich wendete also mein Wissen als Verhaltenstherapeutin an und ging in induzierter Trance ihre Lebensgeschichte mit ihr durch.

Ein einschneidendes Erlebnis für sie war, als ihr Vater die Familie verließ. Sie erzählte mir von Gefühlen der Hilflosigkeit und Einsamkeit. Eine Erfahrung wie diese ist zweifellos traumatisierend und kann Vertrauensprobleme zur Folge haben, verantwortlich für die Angst der Patientin vor dem Betreten des Behandlungsraums war sie aber meiner Meinung nach nicht. Also ging ich weiter zurück und mir kam zugute, dass wir Therapeuten in der induzierten Trance auf tief vergrabene Erinnerungen zugreifen können. Schließlich berichtete sie mir, wie sie als dreijähriges Mädchen während eines Bombardements gegen Ende des Zweiten Weltkriegs mit ihrer Mutter und ihrem Vater hilflos am Boden gekauert war. Sie hatte Angst gehabt, nie wieder aus diesem Bunker herauszukommen. Das Geräusch der einschlagenden Bomben hatte diese Angst verstärkt.

Ich bat sie, mit ihrem dreijährigen Selbst zu sprechen. »Alles wird gut sein, wir sind in Sicherheit, die Sonne wird scheinen, der Krieg ist schon vorbei«, sagte die Patientin in der Trance zu ihrer jüngeren Version. Genau das hätte die Dreijährige damals gebraucht. Guten Zuspruch. Ihre Eltern hatten ihn ihr nicht geben können. Anschließend ließ meine Patientin 25 Einheiten der Strahlentherapie bereitwillig über sich ergehen, allein in einem dunklen Raum und ohne Angst.

Wir überspannen den Bogen des Themas Selbstheilung hier ein wenig, weil Sie sich nicht selbst verhaltenstherapeutisch behandeln können. Aber auch Sie können auf die genannte Weise bewusster mit Ängsten umgehen, sie wahrnehmen, sie verstehen lernen und sie herauslassen, etwa auch, indem Sie mit jemandem, der Ihnen zuhört, offen darüber sprechen. Sie können auch ohne Verhaltenstherapeuten selbst gedanklich Ihre Lebensgeschichte durchgehen und sie nach prägenden Momenten der Angst durchsuchen. Sprechen Sie dann mit Ihrem Selbst aus der betreffenden Zeit. Sagen Sie ihm: »Die schwere Zeit ist vorbei. Du bist in Sicherheit. Die Sonne scheint. Alles ist gut.« Bei gröberen Unklarheiten sollten Sie allerdings einen Therapeuten konsultieren.

Herzensheilung

Zum Abschluss dieses Kapitels über die Simonton-Methode ein kurzer Exkurs über die Liebe. Denn geht es um Selbstheilung, muss es auch um Liebe gehen. Die Rede ist hier nicht nur von der Liebe zwischen Mann und Frau, zwischen Mann und Mann oder zwischen Frau und Frau. Es geht ganz allgemein um die Interaktion mit Menschen, mit denen wir uns wohlfühlen, die uns etwas und denen wir etwas geben.

Ein bekannter Onkologe, der Wiener Heinz Ludwig, berichtete in seinem Buch *Richtig leben, länger leben* von Fällen, in denen Liebe, vor allem die Liebe zwischen Mutter und Kind, offenbar dazu beitrug, Krankheitsverläufe zu mildern oder zu verlangsamen. In einigen Fällen handelte es sich um Mütter behinderter und damit besonders pflegebedürftiger Kinder. Selbst mit einer schweren Krebsdiagnose und einer wahrscheinlichen Lebenserwartung von wenigen Monaten lebten sie aufgrund der in solchen Fällen oft besonders starken Liebe zum eigenen Kind noch einige Jahre und manchmal sogar mehr als ein Jahrzehnt lang. Was sich auch in einem Stück Weltliteratur wiederfindet. Der österreichische Schriftsteller Franz Werfel, der in den 1920er- und 1930er-Jahren Bestseller schrieb, befasste sich in seiner Erzählung *Der Tod des Kleinbürgers* auf eindrucksvolle Weise mit einem vergleichbaren Phänomen.

Karl Fiala, der Protagonist der Geschichte, lebte im Wien des Jahres 1925. Er war Beamter, der Erste Weltkrieg und das Ende des Kaiserreichs hatten sein Leben grundlegend verändert und seine Familie war in bittere Armut geraten. Als er auch noch erkrankte, galten seine Sorgen vor allem seiner Frau und seinem ebenfalls kranken Sohn. Wie sollten sie ohne ihn auskommen? Fialas Nachbar, ein Versicherungsvertreter, bot ihm eine Lebensversicherung an. Fiala müsse nur seinen 65. Geburtstag erreichen, dann würde ein Geldbetrag fällig, groß genug für eine sichere Zukunft der kleinen Familie. Fiala schlug ein und von nun an fieberte er dem Stichtag, einem 5. Jänner, entgegen. Im November verschlechterte sich sein Zustand allerdings dramatisch. Jeden Tag rechneten die Ärzte des Wiener Allgemeinen Krankenhauses mit seinem Ableben. Doch Fiala weigerte sich, zu sterben. Mit aller Macht stellte er sich gegen das Unvermeidliche und trotzte allen ärztlichen Prognosen. Erst zwei Tage nach seinem Geburtstag, als seine Familie abgesichert war, starb er.

Eine schönere Geschichte über Heilung durch Liebe, eine mit glücklichem Ende, beschrieb ebenfalls der Onkologe Heinz Ludwig. Der Patient, von dem Ludwig berichtete, befand sich im Endstadium seiner Krebserkrankung. Er war ein klassischer hoffnungsloser Fall. Während seiner langen Aufenthalte im Krankenhaus verliebte er sich dann aber in eine Krankenschwester. Zu seinem Glück empfand sie ebenso für ihn. Unversehens besserte sich sein Zustand, bis ihn seine behandelnden Ärzte als geheilt entlassen konnten.

Jeder Mensch, der schon einmal erlebt hat, wie eine große Liebe uns in vielerlei Hinsicht verändert, kann das nachvollziehen. Aber wie ist das medizinisch erklärbar? Gar nicht, jedenfalls nicht vollständig. Es ist allerdings so, dass positive Emotionen wie die Liebe zur Ausschüttung von Endorphinen in unserem Körper führen. Endorphine sind sogenannte Neurotransmitter. Neurotransmitter übermitteln Signale. Dazu verwandeln sie ein ankommendes elektrisches Signal in ein chemisches Signal, das dann wiederum ein weiteres elektrisches Signal auslöst. Mit einem Wort: Neurotransmitter sorgen für gehörigen Aufruhr im Körper und können gleichsam das innere Narrativ unseres Gehirns und Nervensystems verändern.

Es wäre zu einfach, würde ich Ihnen jetzt raten, sich aus gesundheitlichen Gründen doch einfach Hals über Kopf zu verlieben. Selbst wenn ich Ihnen bloß rate, offen zu sein für die Liebe, ist das wohl auch leichter gesagt als getan. Es reicht aber für den Anfang, wenn Sie sich in Gedanken und in Ihrem Alltag mehr mit den Menschen befassen und umgeben, die Ihnen guttun, als mit denen, die Ihnen das Leben schwerer machen. Auch das hat Auswirkungen auf das innere Narrativ Ihres Nervenzentrums und es sind ganz bestimmt gute.

Wir alle haben schon erlebt, wie gut wir uns fühlen, wenn wir bloß an einem Gemüsestand beim Kauf von Tomaten ein Lächeln mit dem Verkäufer austauschen, wenn wir ein belangloses, aber freundliches kurzes Gespräch mit einem Nachbarn führen oder wenn wir jemanden vorbeilassen, obwohl wir es selbst gerade eilig haben, und der sich bedankt. In Zukunft denken Sie daran: Ihr Gehirn und Ihr Nervensystem reagieren darauf in einer Weise, die Ihre Selbstheilungskräfte stärkt, und wenn Sie dem bewusst mehr Platz in Ihrem Leben einräumen, sind Sie fast schon so etwas wie ein kleiner Alltagsmagnetiseur.

AUTOGENES TRAINING

Der von einem Deutschen entwickelte Klassiker unter den Entspannungsverfahren hat sich längst im internationalen Gesundheitswesen etabliert. Welche leicht anwendbaren Techniken daraus helfen uns bei der Selbstheilung?

Der Begriff ist bekannt, doch für viele Menschen ist er zu einem Schlagwort geworden, zu einer Art Sammelbegriff für Besinnung und Entspannung. Nur wenige wissen, welche erstaunlichen Kräfte sich damit entfalten lassen. Sehen wir uns das autogene Training deshalb etwas näher an.

Bekannt gemacht hat es der deutsche Psychiater Johannes Heinrich Schulz. Er bemerkte, dass sich einige seiner Patienten in einen tranceartigen, tiefenentspannten Zustand versetzen konnten.

Besonders in folgenden Bereichen wirkt sich dieser Zustand positiv aus, wie inzwischen ausführlich und hinlänglich belegt ist:

→ *Linderung von Magen- und Darmstörungen*
→ *Abbau von Muskelverspannungen*
→ *Besserung von Haltungsproblemen*
→ *Linderung von chronischen Schmerzen, Kopf schmerzen und Migräne*
→ *Steigerung der Leistungsfähigkeit*
→ *Psychische Entlastung*

→ *Förderung von Gelassenheit und Ruhe*
→ *Stärkung der Konzentrationsfähigkeit*
→ *Abhilfe bei Schlafproblemen*

Das autogene Training umfasst viele Übungen und Techniken. Zwei davon, die sich vor allem bei Anfängern bewährt haben und die wirkungsvolle Instrumente bei der Selbstheilung sind, möchte ich Ihnen hier vorstellen.

Die Schwereübung

Die Schwereübung zielt auf die Entspannung der Muskeln ab. Richtig ausgeführt entsteht ein Gefühl der körperlichen Schwere, daher auch der Name. Haben Sie sich bereits im Body Scan geübt, fällt Ihnen diese Übung wahrscheinlich leicht, weil sie auf ähnlichen Grundlagen beruht. Gehen Sie wie folgt vor:

Erstens. Suchen Sie sich einen Ort der Ruhe, an dem Sie mindestens zehn Minuten lang ungestört sind.

Zweitens. Setzen Sie sich bequem hin und nehmen Sie die Kutscherhaltung ein.
Beugen Sie dafür Ihren Oberkörper leicht nach vorne und legen Sie die Unterarme auf die Oberschenkel. Kopf und Nacken lassen Sie hängen.

Drittens. Schließen Sie Ihre Augen.

Viertens. Konzentrieren Sie sich auf Ihren rechten Arm. Sind Sie Linkshänder, konzentrieren Sie sich auf den linken. Versuchen Sie, zu spüren, wie der betreffende Arm schwerer wird.

Fünftens. Steigern Sie das Schweregefühl, indem Sie eine Autosuggestion anwenden. Denken und fühlen Sie: »Mein rechter Arm ist sehr, sehr schwer.« Wiederholen Sie das mehrmals, bis Sie tatsächlich eine enorme Schwere verbunden mit einer tiefen Entspannung des Arms verspüren.

Sechstens. Machen Sie das Gleiche mit dem anderen Arm und den Beinen. Achten Sie bei Ihrer Autosuggestion immer darauf, die jeweilige Extremität korrekt zu bezeichnen. Sprechen Sie also vom linken oder vom rechten Arm, vom linken oder vom rechten Bein.

Siebtens. Um die Übung zu beenden, spannen Sie Ihre Muskeln, Ihre Arme und Beine und Ihren gesamten Körper wieder an. Ballen Sie mit Ihren Händen Fäuste und strecken Sie Ihre Beine aus. Öffnen Sie die Augen.

Die Wärmeübung

Die Wärmeübung ist ähnlich wie die Schwereübung aufgebaut. Über die Muskelentspannung und die Entspannung ganz allgemein hinaus soll sie dem Körper suggerieren, er sei sehr warm. So weiten sich die Blutgefäße und ein Gefühl der Ruhe tritt ein. Sie können diese Übung ebenfalls in der Kutscherhaltung, aber auch im Liegen oder in einer anderen Ihnen angenehmen Position durchführen. Wichtig ist, dass Sie dabei locker bleiben.

Suggerieren Sie nun sich selbst, Ihre Extremitäten seien sehr warm. Gehen Sie dabei in der gleichen Reihenfolge wie bei der Schwereübung vor. Ihre Autosuggestion lautet: »Mein rechter Arm ist sehr warm.« Fühlen Sie, wie er tatsächlich warm wird, und beenden Sie die Übung so wie die Schwereübung.

Heilungsformeln

Auch andere Körperbereiche lassen sich durch autogenes Training anregen, was zu Heilerfolgen und einer Besserung von Dysfunktionen führen kann. So etwa können Sie sich auf bestimmte Organe und Körperteile konzentrieren. Schulz entwickelte dafür Formeln, die bei mehrmaliger Wiederholung ihre Wirkung entfalten können. Hier sind einige davon.

Erstens. *Die Herzformel*

Die Herzformel hilft, den Blutdruck dauerhaft zu regulieren. Außerdem normalisiert sie bei ernsthafter Anwendung den Pulsschlag und die Herzfrequenz. Die Formel lautet ganz einfach:

Mein Herz schlägt ruhig und kräftig.

Zweitens. *Die Sonnengeflechtformel*

Das Sonnengeflecht beeinflusst bestimmte Funktionen der inneren Organe, beispielsweise die Anspannung oder Erschlaffung der Magen- und Darmmuskeln, weshalb bestimmte Lebenssituationen »auf den Magen schlagen« oder »Bauchweh verursachen« können.

Diese Formel kann also den Magen, den Darm und die inneren Organe entspannen, die Produktion von Magensäure regulieren und die gesunde Eigenbewegung des Darms ankurbeln. Die von Schulz dafür formulierten Formeln lauten:

Mein Sonnengeflecht ist strömend warm.

Mein Bauch ist strömend warm.

Drittens. *Die Stirnkühleformel*

Diese Formel zielt auf mentale Klarheit ab und lautet einfach:

Meine Stirn ist angenehm kühl.

Für alle, die an Migräne oder schweren chronischen Kopfschmerzen leiden, bietet das autogene Training als Ergänzung zu ärztlichen Behandlungen eine dafür optimierte Formel an. Auch sie ist ganz einfach und lautet:

Der Kopf ist frei und leicht.

Viertens. *Die Atemformel*

Das Ziel der Atemformel besteht darin, die Atmung der natürlichen Steuerung zu überlassen und die Kontrolle darüber an den Organismus abzugeben. Die Formel lautet:

Meine Atmung ist ruhig und gleichmäßig.

Es gibt sie auch in einer Version für Fortgeschrittene:

Es atmet mich.

Bauen Sie diese Übungen einfach in die Schwere- beziehungsweise die Wärmeübung ein. Geben Sie dem Ganzen auch dann eine Chance, wenn es Ihnen bei den ersten Versuchen sinnlos erscheint. Die körperliche und geistige Bewusstwerdung ist ein Prozess, bei dem uns anfangs unsere oberflächliche Welt gerne passende Ausreden zuraunt, mit denen wir uns davor drücken können. Wenn wir uns auf diesen Prozess einlassen, erweitert er aber unser Menschsein schließlich weit über die Fähigkeit zur Selbstheilung hinaus.

MIT DEM KÖRPER SPRECHEN

Mit der Energie unserer Gedanken und unseres Atemflusses, mit dem Body Scan und den Techniken des autogenen Trainings haben wir bereits einzelne unserer Organe und andere Körperteile angesteuert. Wir können diese Kommunikation aber noch vereinfachen, indem wir sie einfach ansprechen. Das funktioniert.

Ich bin nach vielen Erfahrungen als Ärztin und Magnetiseurin überzeugt davon, dass es etwas bewirkt, wenn wir laut oder im Stillen mit unseren Organen oder anderen Teilen unseres Körpers sprechen. Für mich ist das einer der unmittelbarsten und deshalb auch aufregendsten Aspekte der Selbstheilung.

Haben Sie zum Beispiel Probleme mit der Hüfte? Dann wenden Sie sich doch einfach an das betreffende Organ oder Gelenk und sehen Sie ihm dabei gleichsam »in die Augen«. Nehmen Sie es also respektvoll wie ein selbstständiges Wesen wahr, nachdem Sie sich zuvor durch einen Body Scan oder Atemübungen in einen leicht meditativen und jedenfalls entspannten Zustand gebracht haben. Sie verschieben mit diesem »Ansprechen« Energie und damit auch Heilungsenergie in eine bestimmte Körperregion. Ihre Hüfte fühlt sich dann auf positive Weise wahrgenommen. Schließlich senden Sie ihr eine ganz andere Energie, als würden Sie bloß einen Schadensfall in ihr sehen.

Körperteile auf diese Weise zu personifizieren, mag naiv wirken, aber probieren Sie es aus. Dann stellen Sie fest, dass es nicht beim Monolog bleibt. Wenn Sie Fragen stellen, stellen Sie vielleicht fest, dass es nicht beim Monolog bleibt.

Wenn Sie Ihren Darm fragen, was ihn stört, wird er kaum antworten, dass Sie weniger Milchprodukte essen sollten. Ziemlich sicher aber werden Sie einander auf einer vorbewussten oder unbewussten Ebene besser verstehen lernen. Denn mit Ihrer Frage geben Sie Ihrem Darm die Möglichkeit, Signale an Ihr Nervenzentrum im Gehirn zu leiten. Was bringt das?

Denken Sie daran, unser Gehirn ist ein enormer Datenspeicher, der mit allen Organen, Gelenken, Blut- und Nervenbahnen und so weiter verbunden ist. Es verfügt über weit mehr nicht willkürlich verfügbare Informationen über Ihr Tun, Denken und Fühlen, als Sie je in Ihr Tagebuch schreiben könnten. Wenn dann zum Beispiel Ihr Darm als Reaktion auf eine in meditativem Zustand gestellte Frage ein Signal an Ihr Nervenzentrum sendet, kann es sich mit diesem Wissen zu einer Botschaft verdichten, die Sie auf die eine oder andere Weise wie eine Antwort wahrnehmen.

Menschen, die in der Kommunikation mit ihrem Körper bereits geübt sind, meinen sogar, ganz konkrete Antworten, wie eben zum Beispiel »Iss bitte weniger Milchprodukte«, wahrzunehmen. Wobei es bestimmt auch eine Rolle spielt, dass viele Menschen ihre gesundheitlichen Sünden recht gut kennen, sie aber verdrängen und einen Auslöser brauchen, um sich ihrer wieder bewusst werden zu können.

Fazit

Mit Ihrem Körper beziehungsweise bestimmten seiner Teile zu sprechen, wird Ihnen in jedem Fall guttun und auch dank der wertfreien Atmosphäre des leicht meditativen Zustands im besten Fall leisere oder lautere Informationen zutage fördern, die Ihrer Heilung und Ihrer Gesundheit dienen.

GLAUBE UND RELIGION

Glaube und Religion tauchen in der Wissenschaft seit jeher am ehesten dort auf, wo uns etwas so unerklärlich erscheint, dass wir keine Hoffnung haben, es uns überhaupt jemals erklären zu können. Doch bei der Selbstheilung spielen beide eine darüber hinausgehende, sehr konkrete und immer wieder beforschte Rolle.

Nichts läge mir ferner, als Sie bekehren zu wollen, womöglich zu einer ganz bestimmten Glaubensrichtung. Darum geht es hier nicht. Allerdings ist es erwiesen und in der Medizin dokumentiert, dass der Glaube an eine übergeordnete Kraft und an ein größeres Ganzes, dessen Teil wir sind und nach unserem Tod bleiben, Heilungsprozesse zu fördern vermag. Das wissen wir zum Beispiel vom Gebet.

Der italienische Wissenschaftler Luciano Bernardo, der mit seinem Team den Einfluss des Wiederholens rhythmischer Sprachformeln auf das Herz-Kreislauf-System untersuchte, kam zu dem Schluss, dass sie sich sehr positiv darauf auswirken, wohl wiederum wegen ihres meditativen Charakters.

Solche Sprachformeln müssen nicht unbedingt etwas mit Religion zu tun haben, wie die Geschichte der chirurgischen Assistentin Alexandra Grünwald zeigt. Sie war dafür zuständig, Menschen auf Magen- und Darmspiegelungen vorzubereiten, und war unzufrieden damit, dass Ärzte Patienten auch dann ihre Standardmedikamente verschrieben, wenn die Spiegelungen gar keine Ursachen für ihre Schmerzen dokumentiert hatten. Aus dem Small Talk mit den Patienten wusste sie aber oft, was sie gerade belastete. Deshalb fing sie an, Mantras in Form von kleinen Reimen für sie zu verfassen. Sie hatte als Mutter von zwei Kindern zuvor die Erfahrung gemacht, dass Sätze, die sich reimen, auf allen Ebenen besser ankommen und mehr bewirken.

Für einen Patienten, den Existenzängste anscheinend bis hin zu psychosomatischen Störungen quälten, schrieb sie den Reim »Ich fasse neuen Lebensmut und alles, was ich tu, wird gut«. Der ist inzwischen auch der Titel ihres Buches über das Phänomen, das sie da für sich entdeckt hat. Sie trug den Patienten auf, sich diese kleinen Reime, immer wenn sie Schmerzen hatten oder sich Sorgen machten, vorzusagen, laut oder im Stillen, und stellte fest, dass es funktionierte. Die Schmerzen verschwanden wieder, noch bevor Magen- oder Darmspiegelungen die körperlichen Folgen ihrer seelischen Ursachen zeigen konnten.

Doch die mit Glauben und Religion assoziierten heilenden Wirkungen gehen über das Repetieren bestärkender Gebete, Mantras oder Reime hinaus. Wer an etwas Höheres glaubt, lebt Studien zufolge gesünder, hat bessere Bewältigungsstrategien, erfreut sich höherer Zufriedenheit und dementsprechend auch einer höheren Lebenserwartung. Das Bewusstsein, Teil eines großen Ganzen zu sein, entstresst in allen Lebenslagen, könnten wir vereinfachend sagen. Es scheint auch so zu sein, dass Menschen, die an etwas glauben, achtsamer leben und in Stresssituationen einen kühleren Kopf bewahren. Forscher konnten sogar belegen, dass Patienten, die glauben und beten, nach Operationen kürzer bettlägerig sind und weniger Schmerzmittel benötigen. Interessant ist auch, dass ältere Menschen, die regelmäßig bei Gottesdiensten gemeinsam mit anderen beten, weniger depressiv und körperlich gesünder sind als jene, die gar nicht oder alleine beten.

Wie aber diesen Vorteil für Ihre Selbstheilung und Ihre Gesundheit nutzen, wenn Sie nun einfach nicht glauben? Betrachten Sie einfach die Natur und den Kreis der sie umgebenden Menschen als das größere Ganze. Und erinnern Sie sich an ein Gebet, ein Lied oder ein Gedicht, das Ihre Großmutter oder Ihre Mutter, vielleicht auch Ihr Großvater oder Vater an Ihrem Bettrand sitzend vorgetragen hat. Vieles davon feiert ja gerade die Natur und die Gemeinschaft. Versuchen Sie, derlei wieder zum Teil Ihres Lebens, vielleicht Ihres Schlafengehens zu machen. Sie werden sehen, dass diese Dinge Druck und Schmerz von Ihnen nehmen und Sie beruhigen können. Und keine Sorge, falls es sich tatsächlich um ein für Sie besonders schönes Gebet handelt. Es wirkt auch dann, wenn Sie nicht an noch höhere Mächte als die Natur und den Kreis der Sie umgebenden Menschen glauben.

ANDERE HEILEN

Wenn Sie sich selbst mit Mechanismen, die auch beim Magnetismus zum Einsatz kommen, heilen können, warum sollten Sie damit nicht auch andere heilen können? Wenn Sie sich diese Frage stellen, kann ich Ihnen nur recht geben. Sie können zumindest zur Heilung anderer Menschen beitragen und Sie werden immer auch selbst gesundheitlich davon profitieren.

Vor fünf Jahren behandelte ich eine junge Frau namens Caroline, die gerade ihr drittes Kind geboren hatte und post partum ein Mammakarzinom mit Knochenmetastasen entwickelt hatte. Es ist jene Frau, um das glückliche Ende der Geschichte vorwegzunehmen, die den Magnetismus im Sommer 2022 am *European Congress of Radiology* vor einem medizinischen Fachpublikum präsentierte.

Nach der damals niederschmetternden Diagnose nahm Caroline alle Behandlungen wahr, die zur Verfügung standen. Dazu gehörte neben einer Chemo- und einer Strahlentherapie auch, dass sie mich als Magnetiseurin konsultierte. Dies, obwohl sie als erfolgreiche Bankkauffrau sonst eher rational dachte. Mehrere Monate lang kam sie wöchentlich zu mir, danach nur noch nach Bedarf, manchmal einmal im Monat, manchmal auch nur alle drei Monate. Dazwischen rief sie mich immer wieder an, bedankte sich immer wieder und ich merkte, dass ihr unsere kurzen Gespräche wichtig waren.

Inzwischen hat sie eine Selbsthilfegruppe für Krebspatienten gegründet und organisiert und hält Vorträge über ergänzende Behandlungen, mit denen sie während ihrer Krankheit experimentiert hatte. Die für sie sehr wichtige ist der Magnetismus. Sie ist überzeugt von seiner Wirkung und seiner Rolle bei ihrer Heilung.

»Unsere Telefonate sind für mich fast so, als würdest du mich behandeln«, sagte sie eines Tages zu mir.

In den vergangenen Jahren habe ich bemerkt, dass sich Energie im Sinne des Heilens und im Sinne des Gebens von Kraft auch anders als über die manuellen Techniken des Magnetismus übertragen lässt und dass dafür nicht unbedingt persönliche Begegnungen nötig sind. Es ist müßig, dafür gleich die Fernheilung ins Spiel zu bringen, die, wie viele heute scheinbar neu entdeckten alternativen Heilungsmethoden, die Menschheit schon seit der Antike begleitet und die vor allem indigene Völker und Schamanen praktizieren, für die aber trotz zahlreicher Grundlagenstudien keine wissenschaftlichen Belege existieren.

Viele Menschen, die einen guten, erfahrenen und empathischen Hausarzt haben, kennen das allerdings: Sie fühlen sich schon nach einem kurzen Telefonat mit ihm viel besser und brauchen den Termin, den sie sich dabei ausgemacht haben, eigentlich gar nicht mehr.

Liegt es nur daran, dass beruhigende Worte eines Menschen, dem wir vertrauen, manchmal mehr bewirken als Medikamente? Doch warum sind dann so viele Menschen davon überzeugt, anderen helfen zu können, wenn sie in der

Stunde der Not für sie beten? Dass das funktioniert, dafür scheint es tatsächlich wissenschaftliche Belege zu geben.

In den 1980er-Jahren führte der amerikanische Kardiologe Dr. Randolph Byrd dazu eine Studie durch. Er teilte Herzkranke in zwei Gruppen ein und ließ ansässige Christen für eine Gruppe beten. Die Ergebnisse zeigten, dass das Herz jener Patienten, für die gebetet wurde, weniger oft versagte, dass diese Patienten weniger Antibiotika benötigten und dass sie seltener beatmet werden mussten.

Eine weitere interessante Studie zu diesem Thema führte der Chef der Gynäkologie an der New Yorker *Columbia University* gemeinsam mit asiatischen Kollegen Ende der 1990er-Jahre durch. Daran nahmen 199 Frauen teil, die zu dieser Zeit eine koreanische Klinik zwecks künstlicher Befruchtung besuchten. Sie wussten nicht über die Studie Bescheid, ebenso wenig wie die Ärzte und das Krankenhauspersonal. Die Forscher schickten Fotos von hundert zufällig ausgewählten Patientinnen an Christen in den USA, Kanada und Australien und ersuchten sie, drei Wochen lang für die darauf gezeigten Frauen zu beten. Tatsächlich wurden von diesen Frauen fast doppelt so viele schwanger wie von den 99 anderen.

Weitere Studien belegen Ähnliches. Beten hat also offenbar gesundheitliche Auswirkungen, für uns selbst und für diejenigen, für die wir beten, aber wie kann das sein?

Ich gebe zu, dass mein Forschergeist vor Fragen wie dieser innegehalten hat. Ich kann als erfahrene Ärztin und Magnetiseurin nur sagen, dass heilende Energie etwas ist, das sich auf verschiedenen Wegen von einem Menschen auf einen anderen übertragen lässt. Manche dieser Wege können wir wissenschaftlich nachvollziehen, andere nicht oder zumindest noch nicht.

Auf Basis meiner Erfahrungen vermute ich, dass es sich mit der menschlichen Fähigkeit, heilend auf andere zu wirken, ähnlich verhält wie mit der Fähigkeit, etwa im Rahmen des Magnetismus selbst davon zu profitieren. Siebzig Prozent der Menschen verfügen in unterschiedlichem Maß über solche Heilkräfte und können sie auch einsetzen, wenn sie es wollen und auf die richtige Weise versuchen. Zwanzig Prozent haben das Potenzial dafür, müssen aber zunächst noch den beschriebenen Weg zur inneren Befreiung, zu einem inneren Gleichgewicht und damit zu sich selbst beschreiten. Bei zehn Prozent der Menschen bleiben die heilenden Energien wohl in ihrem Inneren verschlossen, wenn sie nicht besondere Umstände befreien.

Auch hier sind wir nicht gleich im Bereich der geächteten Parawissenschaften. Heilende Energien anzuwenden, ist vielmehr Teil unseres Alltags, der uns gar nicht bewusst ist. Über Mütter, die ihren leidenden Kindern intuitiv die Hände auflegen, haben wir schon gesprochen. Sie folgen damit einem Impuls, den wir alle oft haben, wenn unserem Herzen nahestehende Menschen an Krankheiten oder Schmerzen leiden. Wenn es uns umgekehrt geht, wir selbst an Krankheiten oder Schmerzen leiden, wissen wir recht genau, wer uns berühren darf und wie diese Berührung erfolgen soll, damit sie uns guttut.

Da gibt es noch mehr dieser letztlich auf Heilung abzielenden Reflexe. Wir alle sagen intuitiv: »Ich denke an dich«, wenn wir mit einem Kranken telefonieren, der uns lieb ist. Wir haben in diesem Moment keinen Zweifel daran, dass dieses An-ihn-Denken etwas bringt, selbst wenn er sich auf einem anderen Kontinent befindet. Ebenso tut es uns, besonders wenn wir krank sind oder an Schmerzen leiden, gut, wenn uns die richtigen Menschen auf die richtige Weise sagen, dass sie an uns denken. Vieles davon ließe sich auf die nachweislich heilende Kraft des guten und entstressenden Gefühls der Verbundenheit mit anderen reduzieren. Dennoch scheint mir die Annahme, dass die meisten Menschen ihre innere heilende Energie auch auf andere übertragen können, auch wissenschaftlich legitim zu sein.

Vielleicht kann ich Ihnen, so wie Dr. Kanzian damals mir den Magnetismus weitergegeben hat, zumindest einen Teil davon geben. Ich verspreche Ihnen nicht, dass Sie nach der Lektüre des Folgenden Ihre Verwandten und Freunde von schweren Krankheiten heilen können. Sie können mit Ihrer heilenden Energie aber ziemlich sicher dazu beitragen, dass ihre eigenen Selbstheilungsfähigkeiten aktiv werden. Als Voraussetzung dafür brauchen Sie sechs Dinge.

Erstens. *Sensitivität*

Wie lässt sich Sensitivität erlernen beziehungsweise trainieren? Eine der vielen Möglichkeiten dafür ist das bewusste Wahrnehmen von bestimmten Räumen oder Orten. Spüren

Sie Energie in einem Raum? Ist sie in einem anderen Raum stärker oder schwächer? In welchem Raum fühlen Sie sich besonders wohl und was könnte der Grund dafür sein?

Gehen Sie für diese Übung auch hinaus in die Natur. Nehmen Sie die Gerüche und Geräusche wahr und versuchen Sie, verschiedene Energien an verschiedenen Orten, zum Beispiel in einem Wald, wahrzunehmen und zu deuten. Sehen Sie sich dort, wo Sie gute Energien wahrnehmen, die Pflanzen an, riechen Sie daran, berühren Sie die Bäume. Welche Geschichte erzählen Ihnen die Pflanzen an diesem Ort und welche an jenem? Wenn Sie in der Natur Unregelmäßigkeiten, Veränderungen und Einzigartigkeiten feststellen können, können Sie auch Ihre Mitmenschen besser verstehen, besser wahrnehmen, wo sie ihre Schwächen haben, und somit auch mehr für sie tun.

Zweitens. *Empathie*

Um die Selbstheilungskräfte Ihrer Mitmenschen aktivieren zu können, brauchen Sie noch etwas anderes. Stephen Hawking, der von 1943 bis 2018 lebte und einer der bekanntesten Physiker unserer Zeit ist, sagte: »Die menschliche Eigenschaft, die ich am liebsten verstärken würde, ist die Empathie.« Es ist viel beklagt und auch tatsächlich beklagenswert, dass diese Eigenschaft zunehmend verloren geht. Wir haben andere Prioritäten, achten weniger auf uns und unsere Mitmenschen und verbringen mehr Zeit in einer virtuellen Welt, in der an Empathie kein Bedarf zu bestehen scheint.

Einer meiner Patienten, der sich lange selbst als eher un-empathischen Menschen wahrnahm, erzählte mir von einer Übung, die er für sich selbst entwickelt hat. Wie alle anderen in diesem Buch vorgestellten Übungen finde ich sie vor al-lem deshalb gut, weil sie einfach, vergleichsweise zeitspa-rend und effizient ist.

»Bevor ich Räume betrete, um dort Menschen zu begeg-nen, und bevor ich jemanden anrufe, halte ich kurz inne und versetze mich in die betreffenden Menschen«, erzählte er mir. »Was weiß ich über sie? Was weiß ich darüber, wie es ih-nen gerade geht? Was beschäftigt sie gerade? An Montagen zum Beispiel frage ich mich, was sie wohl am Wochenende gemacht haben.«

Das Ganze würde nur zehn bis dreißig Sekunden pro Tref-fen dauern, sagte er, doch es mache einen erstaunlichen Un-terschied. »Wenn ich den Raum betrete, ist die Stimmung vom allerersten Moment der Begegnung an eine andere. Selbst dann, wenn wir gar nicht über die Dinge sprechen, die ich mir davor bewusst gemacht habe.«

Später ergänzte er dieses einfache Empathietraining noch um etwas nur scheinbar Selbstverständliches. Er konzen-trierte sich darauf, Menschen bei der Begrüßung tatsächlich in die Augen zu schauen, und zwar nicht automatisiert, son-dern in dem Blick kurz verweilend. »Ich brauchte dafür zwei Dinge«, sagte er. »Die Disziplin, dieses kleine Empathiepro-gramm auch an hektischen Tagen durchzuhalten, und den Mut zu intensiveren Begegnungen, mit denen ich anfangs kaum umgehen konnte.«

Drittens. *Wärme*

Stark durchblutete Hände sind eine gute Voraussetzung, um Heilung zu unterstützen. Der Magnetismus wärmt kalte Hände und Füße rasch. Das hilft Ihnen jedoch nicht, wenn Sie gerade selbst jemandem heilende Energie geben wollen. Aber Sie können sich eines naheliegenden Mittels bedienen und die Handflächen aneinanderreiben. Das funktioniert und reicht.

Viertens. *Lebenserfahrung*

Meinen Beobachtungen zufolge spielt auch die Lebenserfahrung eine Rolle beim Übertragen heilender Energie. Wir waren schon bei diesem Thema. Erinnern Sie sich daran, wie mein Lehrer Dr. Kanzian mir sagte, für eine Ausbildung im Magnetismus sei es vor dem sieben mal siebten Lebensjahr zu früh?

Vielleicht sind wir hier auch wieder beim Thema Empathie. Denn je mehr Lebenserfahrung wir haben, desto eher können wir uns in andere hineinversetzen. Ein größerer Schatz an unbewusstem Wissen kann sich dann in unserer Intuition verdichten.

Vielleicht sind wir hier auch noch einmal beim Thema Charisma. Bei manchen Menschen spüren wir ihre Anwesenheit im gleichen Raum geradezu körperlich. Das könnte etwas mit einer auch durch Lebenserfahrung wachsenden Souveränität zu tun haben.

Fünftens. *Energie aufladen*

Bevor Sie anderen bewusst heilende Energien geben, sollten Sie Ihre eigenen Energiespeicher aufladen. Gehen Sie dabei wie im Kapitel über die Selbstheilung beschrieben vor. Stehen Sie gut geerdet an einem möglichst inspirierenden Ort, drehen Sie Ihre angewinkelten Arme nach außen und halten Sie Ihre Handflächen wie nach oben geöffnete Schalen.

Sie kennen diese Haltung übrigens von Priestern während des Gottesdiensts. Auch bei ihnen hatte sie ursprünglich den Sinn, Energie zu holen, um sie quasi als Segen über die Gläubigen zu verteilen. Interessant dabei ist, dass die Priester dabei tatsächlich oft an besonderen Orten stehen. Die meisten alten Kirchen sind so gebaut, dass sich im Boden genau tief unter dem Altar Wasseradern kreuzen.

Kennen Sie Ihre eigenen Energieplätze nicht, macht es Sinn, sie zu ermitteln. Gehen Sie dafür bewusst durch den Tag und nehmen Sie Orte aufmerksam so wahr, wie ich es Ihnen anhand der Natur beschrieben habe.

Manchmal nehme ich in einem Park, in dem ich mich kurz erholen will, intuitiv auf einer Bank Platz und wundere mich dann selbst über meine Wahl. Manchmal steht sie nicht an der schönsten und ruhigsten Stelle, manchmal bin ich dort sogar von Kindergeschrei umgeben und trotzdem will ich nur dort sitzen. So etwas hat immer einen Grund. Wir können an Orten, zu denen wir uns auf diese Weise hingezogen fühlen, unsere Energiespeicher besonders gut aufladen.

Sechstens. *Meditativen Zustand erreichen*

Sie wissen nun bereits, wie Sie sich selbst in einen leicht meditativen Zustand versetzen und sich von Gedanken und Gefühlen frei machen können. Diesen Zustand brauchen Sie, um Energie auf andere zu übertragen.

Sie sollten mit der Selbstheilung Erfahrung haben, ehe Sie Ihre heilende Energie anderen geben, denn diesen Zustand einzunehmen, ist in Gegenwart eines anderen etwas schwieriger. Sie müssen sich dabei auch von Ihrem Heilenwollen befreien. Es steht dem Heilen im Weg. Betrachten Sie die Situation, auch wenn sie schwierig ist, distanziert und aus einer Perspektive der Gedanken- und Willenlosigkeit. Wie schaffen Sie es aber nun, auch Ihr Gegenüber in einen leicht meditativen Zustand zu versetzen?

Mütter, die darin geübt sind, ihre Kinder abends zur Ruhe zu bringen, wissen ganz instinktiv, wie das geht. Sie können hier Ihre Vorbilder sein.

Sorgen Sie dafür, dass sich Ihr Gegenüber in einer möglichst bequemen und natürlichen Umgebung sitzend oder liegend entspannt. Berühren und streicheln Sie seine Hand oder nehmen Sie sie in Ihre Hände, drücken Sie mit den Daumen sanft verschiedene Punkte und streicheln Sie dann über die Handfläche, den Handrücken und die Finger.

Richtig und sanft durchgeführt kann diese Berührung eine deutliche Entspannung herbeiführen. Oxytocin, ein Bindungshormon, wird ausgeschüttet und der Patient fühlt sich geborgen.

Energie schicken

Fangen Sie damit an, Energie zu geben, statt gleich bestimmte Leiden oder Schmerzen zu behandeln. Halten Sie dafür
weiter die Hand Ihres Gegenübers. Stellen Sie sich bildlich
vor, wie die Energie, die Sie sich geholt haben, von Ihnen zu
ihm oder zu ihr fließt. Denken Sie ganz fest an den betreffenden Menschen.

Heilen mit der Stimme

Sie erinnern sich bestimmt noch an den Ätherleib, der im
ersten Teil eine Rolle spielte. Diesen Ätherleib können wir
bei anderen Menschen stärken. Dabei kann unsere Stimme eine Rolle spielen. Wir können sie als eine Art Schwin-
gung verstehen und Schwingungen machen etwas mit dem
Ätherleib.

Unser ganzer Körper besteht aus Schwingungen. Die in
unserem Gehirn lassen sich mittels Elektroenzephalografie
(EEG) nachweisen. Sie bilden sich in Kurven ab, die in einem
meditativen Zustand andere Muster zeigen als unter Stress.
Die durch elektrische Impulse in unserem Gehirn ausgelös-
ten ähneln jenen in unserem Herz. Die lassen sich mittels
Elektrokardiogramm (EKG) nachweisen.

Wir können unseren Ätherleib als die über unsere Körperoberfläche hinausreichende Summe all dieser elektrischen Impulse und Schwingungen sehen. Dementsprechend
lässt er sich durch Schwingungen und Impulse für Schwin-

gungen, wie sie von der Stimme ausgehen, verändern und verbessern.

Die Bio-Intelligenz-Therapeutin Gabriela Ackermann befasst sich schon seit Längerem mit der Heilung durch die Stimme und arbeitet mit dem sogenannten Frequenztraining. Die Stimme wird dabei zum Werkzeug gegen Stress, Angst, Panik und Burn-out sowie für Resilienz. Gesprächstherapeuten haben die Macht der Stimme erfolgreich in ihre Methoden eingebaut. Dabei geht es gar nicht unbedingt darum, was sie sagen, sondern vielmehr darum, wie, wann und mit welchem Timbre sie es sagen.

Allerdings funktioniert nicht jede Stimme in jedem Fall gleich gut. Das liegt dann nicht an uns. Denn ob ein Mensch eine Stimme angenehm oder unangenehm findet, hat viel mit seinen Erfahrungen zu tun. Für manche sind schrille, hohe Stimmen unangenehm. Hatte aber jemand eine liebende Mutter mit einer solchen Stimme, kann gerade jemand mit so einer Stimme positive Effekte bei ihm erzielen.

Geben Sie Ihrer Stimme also beim Heilen Raum. Achten Sie auf sie. Lassen Sie sie wirken.

Ihre Zuversicht kann heilen

Wir wissen bereits, dass sich der Glaube des Heilenden an seine Behandlung über die Spiegelneuronen positiv auf die Heilung auswirkt. Wenn Sie bei Ihrem Vorhaben auf sich vertrauen, vertraut Ihnen auch Ihr Gegenüber. Sie können sich wie gesagt nicht dazu zwingen, an etwas Bestimmtes zu glauben oder nicht, aber Zuversicht ist eine Frage der Einstellung. Seien Sie also zuversichtlich!

Hand anlegen

Als Strahlenonkologin hatte ich es regelmäßig mit schwer kranken Patienten zu tun, deren Angehörigen sich hilflos und unnütz fühlten. Ich schlug ihnen vor, so wie ich selbst Magnetismus zu machen und dafür ihre Hände zu verwenden.

Ich selbst lernte die erforderlichen Techniken im Zuge meiner Ausbildung Schritt für Schritt. Zuallererst sollte ich mit meinen Händen die Atmung und die Herzfrequenz meiner Patienten spüren lernen. Wie fühlt sich beides an und wie fühlt sich der Körper an? Ist er gut oder schlecht durchblutet? Das waren die Fragen, die ich zu beantworten hatte.

Das ist auch für Sie ein guter Anfang. Legen Sie Ihre Hand zunächst über der Brust auf den Ätherleib Ihres Gegenübers und versuchen Sie, zu spüren, was darin vor sich geht. Legen Sie dann die Hände direkt auf den Körper und versuchen Sie, Wärme zu spüren und Schwachstellen wahrzunehmen.

Ich erinnere mich noch gut an einen jungen Mann, den Dr. Kanzian während meiner Magnetismus-Ausbildung regelmäßig behandelte. Er hatte Nierenprobleme, wurde transplantiert und ich sollte meine Hände auf seinen Körper legen, dort, wo die Nieren sind. »Spüren Sie etwas?«, fragte mich Dr. Kanzian. Ich konnte gar nichts spüren, was mich einigermaßen verwirrte. Bis sich herausstellte, dass die transplantierte Niere im Becken implantiert war und nicht dort, wo sich Nieren üblicherweise befinden. Ich hatte diesen medizinischen Usus beim Patienten einfach noch nicht gewusst. Doch an diesem Tag merkte ich, wie ich Organe mit den Händen wahrnehmen kann.

Wenn Ihr Gegenüber seine Problemzonen benennt, sollten Sie trotzdem mit Ihren Händen einen oberflächlichen Body Scan durchführen. Vielleicht nehmen Sie eine Schwachstelle wahr, die der Auslöser für ein anderes Problem ist. Vielleicht lernen Sie, zu spüren, wo der Körper Ihres Gegenübers gerade besonders dringend Durchblutung braucht.

Bereits das simple Halten der Hand eines kranken Angehörigen kann viel bewirken. Es schenkt Kraft und Energie. Wirken kann es aber nur, wenn sowohl Heiler als auch Patient entspannt sind.

Gibt es keine offensichtliche Schwachstelle, macht es Sinn, eine Hand auf die Stirn und Augen und die andere auf den Hinterkopf zu legen. Das wirkt angenehm und beruhigend und vermittelt ein Gefühl der Sicherheit.

Bei Patienten mit Lungenproblemen wende ich einen ähnlichen Griff an. Ich lege eine Hand auf das Bauch-Chakra am Oberbauch und die andere genau gegenpolig auf den Rücken. Das beruhigt die Atemfrequenz und durchblutet die Lunge. Diesen Griff können Sie zum Beispiel auch bei einer Verkühlung, Asthma oder einer Lungenentzündung anwenden.

Erinnern Sie sich bitte auch an die Akupressurpunkte. Schlagen Sie in diesem Kapitel noch einmal nach. Stimulieren Sie diese Punkte bei anderen, genau wie Sie es bei sich selbst getan haben oder tun würden. Massieren Sie die Punkte sanft oder legen Sie nur die Hände darauf.

Striche und Griffe

Wie ist das nun genau mit den Strichbewegungen im Magnetismus, mit denen sich eine natürliche heilende Spannung herstellen lässt? Mit jenen Strichen, die ich in kurzer Distanz zum Körper und manchmal auch mit leichten Berührungen darüberziehe? Die bei meinen Patienten dieses beschriebene Gefühl des Prickelns oder der Wärme auslösen?

Sie können diese Striche genau so ziehen wie ich und in der Folge Ihre Hände auf eine betroffene oder schmerzende Stelle legen. Dafür gibt es zusätzlich zu den bereits genannten Griffen eine Reihe von weiteren. Aber sehen wir uns zunächst die wichtigsten Striche an, die ich bei meiner Ausbildung mit auf den Weg bekommen habe und derer sich wohl auch schon Franz Anton Mesmer bediente. Und danach, zum Abschluss dieses Buches, die Magnetismus-Griffe.

Die Striche

Es gibt drei Arten der Strichführung. Jede ist von einer Grundfunktion des menschlichen Körpers bestimmt:

Erstens. Stoffwechsel (*Parallelstrich*)

Zweitens. Rhythmische Funktionen wie Atmung und Blutzirkulation (*Kreisstrich*)

Drittens. Nervenleben (*Spiralstrich*)

Die entsprechenden Striche können dabei helfen, dass der Magnetismus stärkend, belebend oder auch dämpfend, wenn das nötig ist, wirken kann. Außerdem helfen sie, eine gestörte Harmonie im Körper wiederherzustellen.

Parallelstrich

Sie streichen dabei mit beiden Händen vertikal die Körperachse entlang. Es ist ein sehr wichtiger Strich, weil Sie damit das gesamte vegetative Nervensystem erfassen, harmonisieren und stabilisieren können und somit auf den Stoffwechsel einwirken.

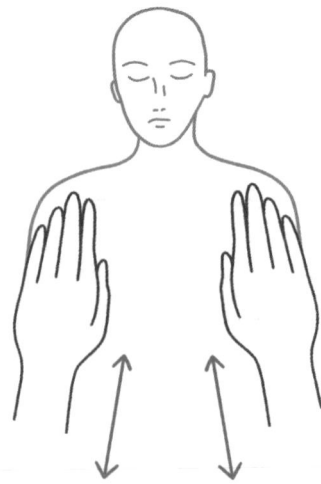

Kreisstrich

Dieser kreisförmige Strich wird meist nur mit einer Hand durchgeführt. Der Schwerpunkt liegt vor allem auf dem Brustbereich mit dem Herz und den Atemorganen.

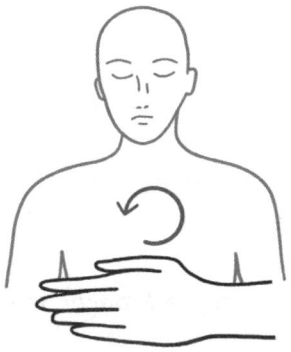

Spiralstrich

Auch dieser Strich ist einhändig auszuführen. Er verläuft spiralförmig entweder vor oder hinter dem Körper. Er erfasst das Gesamtnervensystem, das Rückenmark und die psychischen Komponenten. Außerdem kann er die Durchblutung verbessern.

Griffe

Sie können die Griffe im Anschluss an die Striche oder auch einfach so ausführen. Interessant ist hier übrigens einmal mehr das Verhalten von Müttern. Ihrer Intuition beim Anfassen kleiner Kinder folgend wissen sie meist gar nicht, welche komplexen Wirkungen gewisse Griffe entwickeln können. Es gibt unzählige Griffe, die im Magnetismus, aber auch bei anderen Therapieformen zum Einsatz kommen. Ich habe hier wieder die wichtigsten und am häufigsten zum Einsatz kommenden zusammengefasst.

Scheitelgriff

Anzuwenden bei: Kopferkrankungen, Sprach- und Gehörstörungen

Stellen Sie sich hinter den Patienten und halten Sie beide Hände nebeneinander mit nach vorne gerichteten Fingerspitzen an seinen Scheitel.

Stirngriff *(auch Augengriff)*

Anzuwenden bei: Kopfleiden, Augenerkrankungen, Erkrankungen der Sinnesorgane

Stehen Sie wieder hinter dem Patienten und platzieren Sie Ihre Hände so um seine Stirn, dass Ihre Fingerspitzen an seiner Nasenwurzel zusammenstoßen.

Scheitel-Hinterhauptgriff

Anzuwenden bei: Aufregungszuständen, Schlaflosigkeit, Sehstörungen und Verdauungsschwächen

Stehen Sie seitlich vom Patienten und halten Sie eine Hand auf das Scheitelbein, die andere auf das Hinterhaupt.

Ohrengriff

Anzuwenden bei: Gehörstörungen, Kopfleiden, Nasen-, Rachen- und Kehlkopfproblemen

Stehen Sie hinter dem Patienten und umfassen Sie die Ohrmuscheln, während Ihr Daumen hinter dem Ohr liegt.

Schultergriff

Anzuwenden bei: Lungenerkrankungen, Rheumatismus, Erkrankungen allgemeiner Art

Stehen Sie wieder hinter dem Patienten und legen Sie beide Hände auf seine Schultern mit dem Daumen nach hinten auf seinem Schulterblatt.

Brustgriff

Anzuwenden bei: Allgemeinleiden, Herz-, Lungen- und Magenerkrankungen

Legen Sie, hinter dem Patienten stehend, beide Hände flach auf seine Brust.

Unterleibsgriff

Anzuwenden bei: Problemen der Unterleibsorgane, Stoffwechselerkrankungen

Stehen Sie vor dem Patienten und legen Sie beide Hände nebeneinander mit den Fingern Richtung Kopf des Patienten gerichtet auf den Unterleib des Erkrankten.

Vorderer Flankengriff

Anzuwenden bei: Erkrankungen der Leber, der Milz und der Nieren

Setzen Sie sich vor dem Patienten hin und umfassen Sie mit beiden Händen die Seiten seines Beckengürtels. Dieser Griff kann auch von hinten durchgeführt werden, dann ist es der hintere Flankengriff.

Kreuz-Unterleibsgriff

Anzuwenden bei: Problemen der Unterleibsorgane, Ischias

Stehen Sie seitlich zum Patienten und platzieren Sie eine Hand auf dem Unterleib, die andere gegenpolig auf dem unteren Rücken.

Kniegriff

Anzuwenden bei: Erkrankungen der Beine und der Knie- und Fußgelenke

Stehen Sie vor dem Patienten und legen Sie beide Hände auf seine Knie.

Magnetiseure wählen aus dem breiten Angebot an Griffen immer diejenigen, die ihnen selbst liegen und bei denen sie das Gefühl haben, dass sie am besten wirken. Versteifen Sie sich also nicht auf einen speziellen Griff, sondern tun Sie es ihnen gleich. Finden Sie dabei Ihr eigenes Tempo und Ihren eigenen Rhythmus. Eine Behandlung mit Strichen und Griffen dauert in der Regel zwischen acht und zwanzig Minuten. Ein bewusstes Entspannen danach und das Abziehen von Problemen, wie ich es beschrieben habe, bilden einen guten Abschluss für Ihre Behandlung. Und denken Sie immer daran: Wenn Sie als Magnetiseurin oder Magnetiseur andere behandeln, tun Sie immer auch sich selbst etwas Gutes. Es ist kein Zufall, dass Magnetiseure wie gesagt in der Regel überdurchschnittlich alt werden.

DER KAMPF GEGEN DAS SYSTEM

Wie und warum sich unser
Gesundheitssystem gegen Selbstheilungskräfte
und andere Wirkmechanismen des Magnetismus
so lange gewehrt hat und wie es sich ihnen nun
doch vorsichtig annähert

Es gibt immer wieder Fälle, bei denen meine Patienten während der Magnetismus-Behandlung extrakorporale Erfahrungen machen. Erst jüngst war ein junger und ungewöhnlich zurückhaltender Mann bei mir, der die ganze Zeit über kein einziges Wort sagte und hinterher einem gemeinsamen Bekannten erzählte, er habe der Behandlung von dem gegenüberstehenden Stuhl aus beigewohnt. Was ihn einigermaßen verstört hatte. Er hatte nicht mit so etwas gerechnet und danach sogar etwas Angst vor mir.

Das erinnerte mich an eine Behandlung, bei der ausgerechnet der Chef des Wiener Krankenanstaltenverbunds, einer meiner Vorgesetzten, mein Patient war. Es war eine dieser Begebenheiten, bei denen Protagonisten des Gesundheitssystems in ihrer Rolle zwar vielleicht die Stirn über mein Tun runzeln, dann aber als Privatpersonen die Chancen, von denen sie da gehört haben, nicht verpassen wollen. Es kann nicht schaden, so ihre simple Überlegung.

Er sprach aus irgendeinem Grund ebenfalls besonders gut auf den Magnetismus an. Er sank in einen so tiefen meditativen Zustand, dass ich ihn hinterher zurückholen musste.

»Glauben Sie, dass Sie so viele Erfolge in der Strahlentherapie haben, weil Sie das machen?«, fragte er mich anschließend.

Ich wusste zu diesem Zeitpunkt noch keine Antwort auf diese Frage. Heute bin ich mir sicher, dass selbst in diesem von medizinischer Technik geprägten Bereich Medizin und Magnetismus eng miteinander verbunden sind. »Technik, Mut und Magnetismus – das ist es, worauf es bei der Strahlentherapie ankommt«, würde ich heute sagen. Technik ist klar. Magnetismus habe ich erklärt. Aber warum Mut?

Mut bedeutete für mich meist, in der Strahlentherapie Entscheidungen zu treffen, mit denen meine Kollegen und Vorgesetzten zunächst nicht einverstanden waren, und mich gegen das etablierte System zu stellen, indem ich mit neuen Methoden arbeitete. Manche meiner Vorgesetzten dürften ziemlich erleichtert gewesen sein, als ich mit Beginn dieses Jahres in den Ruhestand trat und mich meiner medizinischen Tätigkeit und dem Magnetismus nur noch außerhalb des Krankenhauses widme.

»Der Nagel, der heraussteht, wird hineingeschlagen«, besagt ein japanisches Sprichwort und so ist es wohl auch. Passt jemand oder etwas nicht in ein System, greifen seine Protagonisten, bildlich gesprochen, zum Hammer. Für mich ging das sogar in Ordnung, denn ich hatte von Jugend an gelernt, damit zu leben, und vielleicht kam ich gerade deshalb immer trotzdem gut voran.

Als mich zum Beispiel während meiner Ausbildung an der Unfallchirurgie des Wiener Böhler-Krankenhauses der damalige leitende Chirurg auswählte, um ihm zu assistieren, gefiel das nicht allen. Einer seiner Söhne, der ebenfalls dort im Dienst stand, war besonders verärgert darüber. »Wieso arbeitet mein Vater ausgerechnet mit dir?«, fragte er.

Ich zuckte mit den Schultern. Was sollte ich sagen? Das Ganze hatte sich ergeben. »Haben Sie meine Operationslehre gelesen?«, hatte mich der mächtige und gefürchtete Chirurg gefragt, nachdem ich ihm wieder einmal assistiert hatte.

Wir hatten zuvor in einem stundenlangen Unterfangen mit mikroskopischer Brille die im Zuge einer heftigen Wirtshausstreiterei zerschossene Hand eines Patienten wieder zusammengeflickt. »Mein Vater ist Tierarzt, da habe ich viel gelernt«, antwortete ich, wissend, dass das wohl nicht so gut ankommen sollte.

Tatsächlich sah er mich erbost an. »Wie können Sie mich und meine Operationstechnik mit der eines Tierarztes vergleichen?«, rief er aus. »Wir haben es hier ja nicht mit Wildschweinen zu tun!«

»Herr Professor, die Wildschweine behandeln eher Sie«, sagte ich. »Mein Vater hatte es noch nie mit einer zerschossenen Pfote zu tun.«

Kurz war er still. Er sah hinter seiner Mikrobrille hervor. »Wollen Sie eine Ausbildungsstelle bei mir?«

Die Ausbildungsstelle wollte ich nicht, obwohl Frauen solche Angebote in der Chirurgie damals selten bekamen. Für mich spielte der Umgang mit Menschen dabei eine zu untergeordnete Rolle. Trotzdem assistierte ich ihm von da an regelmäßig, trotz meiner Art, die viele als Frechheit empfanden.

Apropos Wildschweine

Erlauben Sie mir hier noch einen kleinen Exkurs, denn ich habe noch nicht erwähnt, dass Magnetismus auch bei Tieren wirkt.

Zum ersten Mal fiel mir das bei einer Patientin mit einem Dackel auf. Sie musste ihn immer die Stiegen hinauftragen, weil er an einer für die Rasse typischen Wirbelsäulenerkrankung litt. Dabei hatte sie sich selbst Rückenschmerzen zugezogen. Ich behandelte sie eine Weile, wobei der Hund immer zu ihren Füßen lag. Nach einer Weile rief sie mich an und meinte, sie würde nicht mehr kommen, weil ihr Rücken wieder in Ordnung sei. »Und übrigens«, sagte sie, »der Hund ist auch wieder gesund.«

Danach beobachtete ich das Phänomen und machte eine weitere Erfahrung bei einer Freundin und Patientin mit Hund. Wir trafen uns laufend bei Zusammenkünften im gemeinsamen Freundeskreis in ihrer Wohnung. Wenn die Rede auf den Magnetismus kam, gab es immer auch jemanden, der gleich vor Ort eine Behandlung brauchen konnte.

Ich ging mit dem Betreffenden jeweils in das gleiche Nebenzimmer, in dem ich auch die Gastgeberin behandelt hatte. Irgendwann bemerkte ich, dass ihr Hund jedes Mal aufsprang und mitkam. Er legte sich zu den Füßen meines jeweiligen Patienten hin, genau wie er es damals bei seiner Besitzerin gemacht hatte. Die war verwundert darüber, weil das Tier sonst eher menschenscheu war, doch wir hatten rasch eine Erklärung dafür. Offenbar hatte der Spaniel meine Behandlungen und die dabei verbreitete Energie schätzen gelernt und war nun fast so sehr dahinter her wie hinter einem Stück Wurst. Wir lachten noch bei vielen derartigen Zusammenkünften über ihn.

Ein falscher Vorwand

Aber zurück zum Thema. »Bitte mach einen Konsilbesuch im Sanatorium, du weißt schon …« So klang es manchmal, wenn Kollegen mich später dann doch einmal zu Patienten riefen. In dem Fall, um den es hier ging, kam die Bitte von einem Krebsspezialisten des Sanatoriums Döbling, einer Privatklinik. Er führte dort Chemotherapien durch.

Konsilbesuche sind Beratungen von Fachärzten eines Krankenhauses in einem anderen. Es machte grundsätzlich Sinn, wenn ein Krebsspezialist eine Strahlenonkologin zwecks Beratung zu einem seiner Patienten bat, allerdings kannte ich den wahren Hintergrund. Chemotherapien sind für den Körper besonders anstrengend und der Magnetismus verschafft da Erleichterungen. Die Therapien werden damit besser verträglich. Etwa alle vier Wochen riefen sie mich aus dem Sanatorium Döbling an. Meine strahlentherapeutische Expertise war allerdings nur der Vorwand. »Mach wieder, was du immer machst«, hieß es meist.

Der betreffende Krebsspezialist war einer meiner besten Zuweiser, ein begabter Schulmediziner, fast schon ein Hardliner. Er hatte allerdings bemerkt, dass seine Patienten vom Magnetismus profitierten. Es ging ihnen besser. Die Übelkeit ließ nach, das Blutbild war besser und sie fühlten sich insgesamt wohler.

Ich hätte trotzig auf das doch etwas wegwerfende Verhalten dieses Arztes reagieren können. Er wollte vom Magnetismus profitieren, ohne ihn zu respektieren. Doch ich bin auch geduldig. Ich praktiziere den Magnetismus nicht, um mich durchzusetzen, um jemandem etwas zu beweisen oder gar um Geld zu verdienen. Ich praktiziere ihn, weil ich Menschen helfen möchte und weil die Wirkung eindeutig ist. Das macht mich stark.

Anders ausgedrückt: Was mich betrifft, ließ sich der Nagel nie ganz hineinschlagen. Ich ließ mich nie kleinmachen, unter Druck setzen oder verängstigen. Ich sagte immer, was ich dachte, und nahm die Folgen, die oft unerwartet glimpflich waren, in Kauf. Heute glaube ich, dass es diese Grundeinstellung braucht, um mit den Heilkräften des Magnetismus wirkungsvoll arbeiten zu können. Wer sich selbst treu bleibt, bewahrt seine innere Stärke, die durch nichts ersetzbar ist.

Die Frau Dozentin wird's schon wissen

Doch zurück zum Thema. Die oft hinter vorgehaltener Hand geäußerte Kritik an meiner Tätigkeit als Magnetiseurin nahm ich auch noch aus einem anderen Grund gerne in Kauf. Sie entstand, weil ich als renommierte Strahlentherapeutin und Ärztin mit dieser Heilmethode arbeitete. Wäre ich nicht auch klassische Medizinerin gewesen, wäre ich in der Schublade der Esoteriker gelandet und niemand hätte sich für mein Tun interessiert. Niemand hätte mich ernst genommen und ich hätte weder der Idee und den Grundlagen des Magnetismus noch den Patienten im Krankenhaus dienlich sein können. Meine Titel, meine Ausbildung und mein beruflicher Erfolg waren für meine Kollegen ebenso wie für meine Patienten eine Art Qualitätsmerkmal. Eine intelligente und gebildete Frau aus einem familiären Umfeld, das sich klar der klassischen Medizin verschrieben hatte, hatte ihren besonderen Weg gefunden. Das war ein Narrativ, mit dem einige dann doch leben konnten. »Wunderheilerin« war ich damit jedenfalls keine.

Mittlerweile gibt es auch Entwicklungen, die künftigen Magnetiseuren das Leben leichter machen werden. Lange hat die etablierte Medizin einen entscheidenden Fehler gemacht. In ihrer Wissenschaftsgläubigkeit, die gut und wichtig ist, erkannte sie alles an, was bewiesen ist. Das, was gut und richtig ist. Gleichzeitig erklärte sie alles für nicht existent, was nicht bewiesen ist. Das war ein Fehler.

Hier scheint es ein allmähliches Umdenken zu geben. Eine der Entwicklungen, die darauf hinweisen, freut mich ganz besonders. Sie hat mit einer bereits erwähnten jungen Frau zu tun, einer meiner Patientinnen, Caroline, die vor einigen Jahren an einem Mammakarzinom erkrankte. Ihr drittes Kind war zu diesem Zeitpunkt gerade einmal zwei Monate alt und die Diagnose war ein Drama für sie.

Seit mehreren Jahren ist ihr Krebs verschwunden und seither leitet sie eine Selbsthilfegruppe für betroffene Frauen, bei der es um ergänzende alternative Behandlungsformen geht.

Sie ist äußerst kompetent und nahm unter anderem mit den Veranstaltern eines Treffens von Röntgenologen, dem *European Congress of Radiology*, Kontakt auf, der von 13. bis 17. Juli 2022 in Wien stattfand. Am 15. Juli organisierte sie über den gesamten Tag hinweg eine großartige Infoveranstaltung, bei der Vorträge, Interviews und Paneldiskussionen über von ihr wahrgenommene komplementäre Behandlungsmöglichkeiten, wie zum Beispiel auch die physische Stärkung durch Magnetismus, erläutert wurden.